Monthly Book *Derma.*

編集企画にあたって…

　新幹線の車中で眺めていた SNS で，その日の夕方にマーラーの「復活」の演奏会があることを知り，会議終了後に本郷三丁目から移動しても開演時間に間に合うことを確認して，車中で会員登録を済ませチケットを購入した．初めて NHK ホールで聴く N 響の演奏は，新年が明けたばかりなのに，今年はもうこれ以上の演奏には出会えないかもしれない……それを残念に感じてしまうほどの快演だった．

　今年はもうこれ以上の演奏には出会えないかもしれない……その予感は，しかし全く予期しなかった状況によって，現実のものになろうとしている．その前年，海を隔てた隣国で変異したウイルスが，全国の学校を 1 か月も早く春休みに入らせ，オリンピックさえ延期させ，演奏会も全てキャンセルに追い込むとは，会場で偶然見かけた友人を誘い出し，その日の演奏や学生時代の思い出を肴に近くの中華料理屋で楽しいひと時を過ごした 1 月 11 日には，想像もしなかった．

　どこか対岸の火事としか思えなかったこの感染症は，しかし，確実に私たちの生活を変えていった．当初は開催時期をずらすという対応が採られた学会や会議も，この感染症が収束するまでには時間を要すると認識されると，Web 会議が盛んに行われるようになった．若者の感染が問題になるなか，医療現場に彼らを導き入れるリスクから，参加型であることを金科玉条としていた臨床実習でさえ，Web 会議を用いて再開されるようになる．

　論文を紙の雑誌の形で読むことはほぼなくなり，ネットで検索した PDF をダウンロードするようになって久しいが，悲しいかな，自分は電子媒体の画面で閲覧する行為では内容を十分に咀嚼できない．紙に印刷して読まないとすっきりと頭に入らないのは Web 会議でも同様で，画面上に提示されたデータを基に意見を求められても理解が追いつかない．会議や臨床実習の代わりに導入された小人数での授業では，システムに不慣れであった当初こそ画面に映る相手の顔を見ながら進めることができたものの，ネット環境や使用機材にかかる負荷の軽減のためとビデオもマイクも直ぐにミュートにされてしまうと，果たして自分は誰に対して話をしているのかと落ち着かない．

　学会も現地開催できずにいる．古い世代の自分にとって残念に思うことは，バーチャルはあくまでも仮想体験であり，偶然の出会いの機会が現状では提供されないことである．書店に並ぶ書籍を目にして，買うつもりではなかった書籍を手にしてしまう．そういった体験も，現行のシステムのままでは，減っていくのかもしれない．本誌を手にとって貰えさえすれば，執筆された先生の顔写真は掲載されているし，何よりもその内容に満足して貰えるものと企画した者としては自負している訳だが．そして，紙面を通じて息災であることを確認できた旧友との親交の場が，いかなる形でか用意できればよかったかと，少しだけ残念に思っている．

　　O Röschen rot（おお　紅き薔薇の花よ）
　　Der Mensch liegt in größter Not（人は苦しみの極みにある）

2020 年 10 月

神戸直智

KEY WORDS INDEX

WRITERS FILE
ライターズファイル
（50音順）

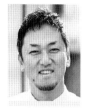

伊藤宏太郎
（いとう　こうたろう）

2003年	福岡大学卒業 同大学病院皮膚科，臨床研修医
2004年	同病院救命救急センター，臨床研修医
2005年	佐世保中央病院皮膚科，医師(部外移植)
2007年	福岡大学病院皮膚科，助手 同，助教
2011年	大分市医師会立アルメイダ病院皮膚科(休職・関連病院出向)
2012年	福岡山王病院皮膚科(休職・関連病院出向)
2013年	福岡大学皮膚科学，助教
2015年	同，講師
2017年	伊藤皮膚科，副院長 福岡大学，非常勤講師

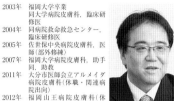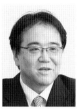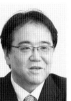

遠藤　幸紀
（えんどう　こうき）

1995年	岩手医科大学卒業
2000年	同大学大学院修了 同大学皮膚科，助手(現・助教)
2002年	八戸赤十字病院皮膚科
2004年	岩手医科大学皮膚科，助手(現・助教)
2005年	同，講師
2019年	東京慈恵会医科大学皮膚科，講師
2020年	同大学附属柏病院皮膚科，部長

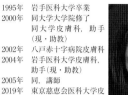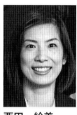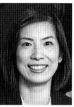

西田　絵美
（にしだ　えみ）

2004年	名古屋市立大学卒業
2006年	同大学皮膚科，シニアレジデント
2007年	独立行政法人国立長寿医療研究センター，特別研究生
2008年	京都大学医学研究科次世代免疫制御を目指す創薬医学融合拠点，特別研究生
2010年	名古屋市立大学皮膚科，臨床研究医
2012年	同，助教
2016年	同，講師
2020年	岡崎市民病院皮膚科，統括部長

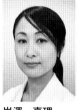

岩澤　真理
（いわさわ　まり）

2001年	千葉大学卒業 同大学第二内科入局
2002年	松戸市立病院救急科，内科
2003年	横浜労災病院内科
2004年	千葉大学皮膚科入局
2005年	成田赤十字病院皮膚科
2006年	千葉大学附属病院皮膚科，医員
2007年	同，助教
2016年	千葉大学大学院修了
2018年	きさらづ皮膚科クリニック

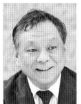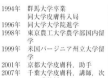

神戸　直智
（かんべ　なおとも）

1994年	群馬大学卒業 同大学皮膚科入局
1996年	同大学大学院進学
1998年	東京農工大学農学部国内留学
1999年	米国バージニア州立大学留学
2001年	京都大学皮膚科，助手
2007年	千葉大学皮膚科，講師，次いで准教授
2015年	関西医科大学皮膚科，准教授
2017年	同大学附属病院アレルギーセンター，副センター長(兼任)
2020年	京都大学皮膚科，特定准教授

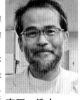

室田　浩之
（むろた　ひろゆき）

1995年	長崎大学卒業 同大学皮膚科学教室入局
1997年	同大学大学院入学感染防御因子解析学入学
2003年	同大学皮膚病態学分野，助手
2004年	大阪大学皮膚科，助手
2012年	同，講師
2014年	同，准教授
2018年	長崎大学皮膚科，教授

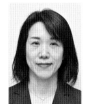

植田　郁子
（うえだ　いくこ）

1999年	金沢大学卒業 同大学皮膚科入局
2004年	同大学大学院医学系研究科修了 同大学皮膚科
2005年	米国 Duke 大学免疫学教室
2007年	金沢大学皮膚科，助教
2008年	関西医科大学皮膚科，助教
2017年	同，講師
2020年	大阪大学皮膚科，特任講師

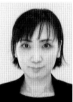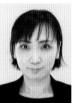

岸本　泉
（きしもと　いずみ）

2008年	関西医科大学卒業
2010年	同大学研修修了 同大学皮膚科入局
2015年	同大学大学院入学
2019年	同大学大学院修了 同大学皮膚科，助教

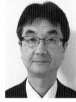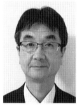

山﨑　修
（やまさき　おさむ）

1993年	島根医科大学卒業 岡山大学皮膚科入局
1995年	呉共済病院皮膚科，医師
1996年	社会保険広島市民病院皮膚科，医師
1997～2007年	岡山大学皮膚科，医員/助手
2003～04年	仏国リヨン大学細菌学教室
2007年	岡山赤十字病院皮膚科，医師
2008年	国立病院機構岡山医療センター皮膚科，医長
2009年	岡山大学病院皮膚科，講師
2015年	同大学大学院医歯薬学総合研究科皮膚科，講師
2017年	同大学病院メラノーマセンター，センター長
2018年	同大学大学院医歯薬学総合研究科皮膚科学分野，准教授

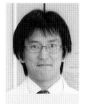

神人　正寿
（じんにん　まさとし）

1999年	東京大学卒業 同大学皮膚科入局
2000年	東京逓信病院皮膚科，研修医
2005年	東京大学大学院修了 同大学皮膚科，助手
2006～08年	米国ハーバード大学留学
2008年	熊本大学皮膚科・形成再建科，講師
2014年	同，准教授
2017年	和歌山県立医科大学皮膚科，教授

渡辺　大輔
（わたなべ　だいすけ）

1993年	名古屋大学卒業 厚生連加茂病院，研修医
1994年	名古屋大学皮膚科入局 同大学医学部附属病院，研修医
1999年	同大学大学院修了 同大学医学部病態制御研究部門ウイルス感染，助手
2002年	米国ハーバード大学ウイルス学留学
2004年	愛知医科大学皮膚科，助教授
2007年	同，准教授
2010年	同，教授

INDEX

Monthly Book *Derma.* No. 302／2020.11 ◆目次

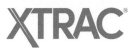
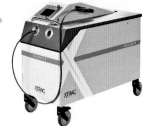

詳しく知りたい！新しい皮膚科の薬の使い方

◆編集企画／京都大学特定准教授　神戸　直智　◆編集主幹／照井　正　　大山　学

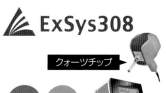
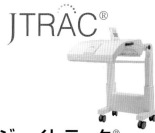

図解 **こどもの あざとできもの**

と

診断力を身につける

新刊

編集 順天堂大学浦安病院形成外科 林 礼人
赤坂虎の門クリニック皮膚科 大原國章

2020年8月発行 B5判 138頁 定価(本体価格5,600円+税)

臨床写真から
検索できる
アトラス疾患別
目次付き!!

"こども"の診療に携わる すべての方に送る!

皮膚腫瘍外科をリードしてきた編者が
経験してきた64疾患520枚臨床写真と
できもの(腫瘍)とあざ(母斑)の知識を
ぎゅっと凝縮しました!!

CONTENTS

◀◀◀◀ 弊社紹介
ページはこちら

全日本病院出版会
www.zenniti.com

〒113-0033 東京都文京区本郷3-16-4 Tel:03-5689-5989
Fax:03-5689-8030

MB Derma, 302：1-5, 2020.

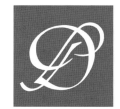

◆特集／詳しく知りたい！新しい皮膚科の薬の使い方
痒み治療に用いられる抗アレルギー薬

岸本　泉*　神戸直智**

Key words：ヒスタミン（histamine），H₁受容体拮抗薬（H₁ receptor antagonists），ステロイド外用薬（steroid ointment）

Abstract　抗ヒスタミン薬は第2世代が登場後，副作用が少なくなり，第1世代よりも使用が容易になっている．そのなかで，新しい第2世代としてビラスチン，デスロラタジン，ルパタジンが登場し，より一層効果や副作用の面で我々皮膚科医が処方しやすい薬剤になったといえるであろう．しかし，実際の効果，または使用する際の注意点をしっかり理解していなければならない．ここではそれぞれの薬剤の特徴を記載するとともに，痒みに対する抗ヒスタミン薬の在り方を述べる．

はじめに

痒みを訴えて多くの患者が皮膚科外来を受診するが，それに対して我々が持つ治療手段は限られており，満足のいく治療を提供できているとは必ずしも言えないかもしれない．そのような現状のなかで，我々が「痒み止め」として頻用している薬剤が H₁受容体拮抗薬（H₁ receptor antagonists），いわゆる抗ヒスタミン薬ではないだろうか．

本稿では，実際に「痒み止め」として抗ヒスタミン薬を使用する際の使い方について触れた後，近年登場した3つの抗ヒスタミン薬の特徴を紹介する．

ヒスタミンの薬理作用と開発の経緯

ヒスタミンは末梢血管に作用して血管拡張や血管透過性亢進を引き起こす．また末梢の知覚神経を刺激し，痒みや，ときには痛みを脳へと伝える．

このため，皮膚局所での血管拡張を反映した紅斑や，血管透過性亢進による真皮の限局性の浮腫を表現系とする蕁麻疹の治療に対して奏効することは，先生方も臨床の現場で実感していることと思う．

抗ヒスタミン薬は，アドレナリン受容体に拮抗作用を持つ薬剤を探求する過程から発見された経緯があり，古典的な第1世代の抗ヒスタミン薬は H₁受容体選択性が低く，抗コリン作用のために緑内障や前立腺肥大の症状を悪化させる．また，脳血流関門を通過することにより認知機能や精神運動機能の低下を招く危険性があり，投薬時にはインペアード・パフォーマンスに対する注意喚起がなされてきた．

第2世代抗ヒスタミン薬が登場した当初，試験管内でのケミカルメディエーター遊離抑制作用やサイトカイン分泌抑制が注目され，抗アレルギー薬の名称の下でもてはやされた．しかし，実際に用いられる臨床血中濃度でそれら作用を有するかに関しては慎重な検証が必要かもしれない．その一方で，第2世代に分類される抗ヒスタミン薬は H₁受容体への選択性が高く，結果的に投与量や投与回数を第1世代の薬剤よりも少なく済ませるこ

* Izumi KISHIMOTO，〒573-1010 枚方市新町
2-5-1　関西医科大学皮膚科，助教/同大学アレルギーセンター
** Naotomo KAMBE，京都大学大学院医学研究科皮膚科学，特定准教授

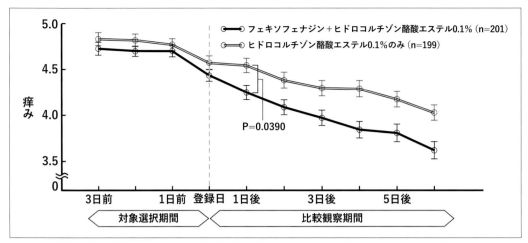

図 1. アトピー性皮膚炎の痒みに対するフェキソフェナジンの効果(文献 2 より引用改変)
1 週間のプラセボ導入期間を実施し，その後フェキソフェナジン内服群とプラセボ群での瘙痒を比較した．
研究中の 2 週間，すべての患者は 1 日 2 回，ヒドロコルチゾン酪酸エステル 0.1%による外用治療も受けた．

とができる薬剤が多い．また脳内移行が少なくなるようにデザインされていることも，インペアード・パフォーマンスを低く抑えることに貢献している．本邦で作成された蕁麻疹診療ガイドライン[1]での推奨などが奏効し，保険資財などの制約がなければ，抗ヒスタミン薬を使用する際にはインペアード・パフォーマンスの少ない第 2 世代の抗ヒスタミンを使用することに対して，異論を唱える先生はいないと確信している．

痒み治療としての抗ヒスタミン薬

ヒスタミンの持つ血管や末梢神経に対する薬理作用によって主たる病態が説明される蕁麻疹に対して，抗ヒスタミン薬が使われる際には何ら問題はないが，この薬剤をいわゆる「痒み止め」として使用する際には，その使い方に際して注意が必要である．

抗ヒスタミン薬が湿疹・皮膚炎に対する「痒み止め」としての効果が科学的に実証されている数少ないデータの 1 つが，Kawashima 先生らによって行われたアトピー性皮膚炎に対する検証である（図 1）[2]．400 人が組み込まれたこのスタディーにおいて，抗ヒスタミン薬としてフェキソフェナジン（60 mg 錠剤，1 日 2 回）が投与される 7 日前から，IV群のステロイドに分類されるヒドロコルチゾン酪酸エステル 0.1%（ロコイド® 軟膏）による

加療が開始されている．図 1 を詳細にみていただければわかるように，IV群のステロイドの外用によって，抗ヒスタミン薬の投与前日には両群ともに痒みスコアが多少改善を始めている．その後，実薬投与群にフェキソフェナジンが投与されると，プラセボ群に比して明らかに痒みスコアが減少する．このとき忘れてはならないのは，抗ヒスタミン薬による治療中も IV群のステロイドの外用が併用され続けている点である．すなわち，この結果が抗ヒスタミン薬の湿疹・皮膚炎に対しての「痒み止め」としての効果を実証しているとするならば，それはステロイド外用が併用されているときであり，しかもそれは外用によってある程度の治療効果が実感できるようになった状態に併用されたときであることを忘れてはならない．決してステロイド外用薬の使用を忌避する患者に対して，抗ヒスタミン薬単独で痒みの改善が期待されるわけではないことを銘記すべきであろう．

新しく登場した
第 2 世代抗ヒスタミン薬の特徴

1．ビラスチン

効果としては蕁麻疹に対し，1.5〜12 時間まで膨疹を 95〜100%抑制と，高い抑制率を示す．本剤の特徴として，内服時間としては空腹時に内服するよりも，高脂肪食摂取後では最高血中濃度

先行品	代謝産物	光学異性体
トリルダン ⟶	フェキソフェナジン	
ヒドロキシジン塩酸塩 ⟶	セチリジン ⟶	レボセチリジン
ロラタジン ⟶	デスロラタジン	

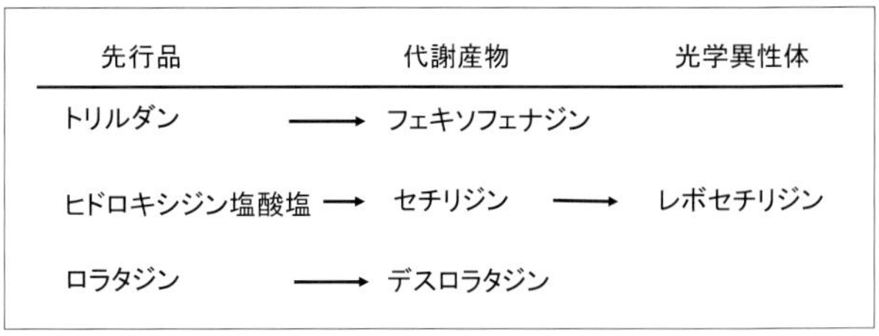

図 2. 抗ヒスタミン薬の開発の歴史

抗ヒスタミン薬は, 第 1 世代から H_1 受容体に対する選択性の高い第 2 世代へと, さらにその代謝産物, 活性を持った光学異性体の選択と開発が進んでいる.

（Cmax）が約 60％低下することに注意が必要であり, 生活に合わせた指導を要する. しかし最近の研究では, 食事摂取後に内服することによりヒスタミン誘発性膨疹は, ビラスチン投与後 0.5 時間および 1 時間で有意に減少したが, その後は減少を認めなかった[3)4)]. また 4 日で定常状態に達すると, 内服時の食事による膨疹反応に有意な影響を与えなかった[5)]. このことより, 急性期に使用する際には内服時間の管理が必要であるが, 定期内服を行う際には内服時間への規制は厳密でなくても同程度の効果が予想される.

また, 脳内移行のデータが開示されているように, 非鎮静に分類され, 眠気や活動力低下への副作用における懸念が少ない. 本剤はチトクロム P450（CYP）に影響しない.

2．デスロラタジン

抗ヒスタミン薬の開発の歴史は, H_1 受容体への選択性の高さに次いで, 実際に薬効を持つ代謝産物, さらには光学異性体の選択へと進んでいる（図 2). デスロラタジンは, 添付文書上に自動車運転などの制限の記載がないロラタジンの代謝産物である. 薬物代謝に関わる CYP3A の活性には個人差があるため, 既に代謝産物であることにより安定した薬効が期待できる. また, ロラタジンの半減期（$t_{1/2}$）14.3 時間に対して, 代謝産物であるデスロラタジンの $t_{1/2}$ は 19.5 時間と長く, このことも本薬剤の有効性に貢献していると思われる.

最高血中濃度到達時間（Tmax）は 1.75 時間であり, ヒスタミン誘発膨疹面積では, 1 時間で膨疹大は 60％ほどに縮小し即効性があり, 最大膨疹抑制は 6 時間であった[6)]. また, 連日内服を行うことで膨疹面積がプラセボ群よりも縮小することにより, 連日投与はより効果を強くさせる. また, 9,000 人以上の慢性蕁麻疹の患者の調査では, 以前よりセチリジン, ロラタジン, フェキソフェナジンを内服していた 5,000 人近くの慢性蕁麻疹患者で, その後デスロラタジンに変更したところ, 60％の症例が以前の抗ヒスタミン薬より効果が早いと判断した. また, ロラタジン単独内服からデスロラタジンに変更した患者のなかで 47.8％が良好な改善があり, 43.5％が中等度の改善を示した[7)].

国内では輸入された原末に保管管理上のトラブルが生じたことから一時流通が途絶えてしまったものの, 食事摂取の関係もなく, 自動車運転に対する注意喚起の記載が添付文書上にもないことから, 投与しやすい薬剤となっている.

3．ルパタジン

ルパタジンは H_1 受容体に対する拮抗作用に加えて, 血小板活性化因子（platelet activating factor：PAF）を併せ持つ薬剤である.

PAF はロイコトリエンなどと同様の脂質メディエーターであり, IgE を介する刺激以外によって, 好中球, 好酸球, マクロファージ, 血管内皮細胞などからも生産される[8)]. 血小板活性作用以外にも好中球輸送活性化作用, 血管透過性亢進作用, 平滑筋収縮作用などの様々な生理活性を有する. そのため遅発相反応として, 粘膜の炎症細胞の浸潤と活性化による, 粘膜の膨張ならびに鼻閉などを生じる[9)].

Tmax は 0.91 時間で, ルパタジンの $t_{1/2}$ は 4.76 時間と短いが, ルパタジンの代謝産物がデスロラタジンであり（図 3）, 代謝後 $t_{1/2}$ は 20.65 時間と効果が継続する. 海外での試験で 20 mg のルパタジンを継続投与したときのヒスタミン誘発発赤抑制率は, 1 日目には投与 23 時間後での最大の抑制率は 66.8％であったが, 4 日後には投与 1 時間後に 81.0％も抑制されたことより, 継続投与により短時間で効果が現れることがわかる.

他の 2 剤にない特徴としては眠気などの作用に注意が必要であるが, 効果不十分であった場合に本剤は倍量投与が可能である.

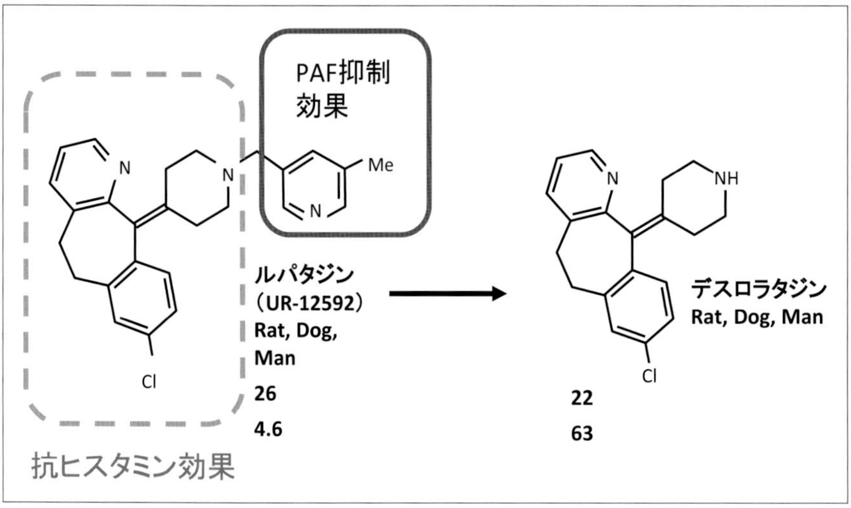

図 3.
ルパタジンの構造と抗PAF作用，および代謝産物としてのデスロラタジンの生成

おわりに

　ここで紹介した3つの薬剤は，皮膚科領域の適応症として蕁麻疹のみならず，湿疹・皮膚炎に対する痒みに対して適応症を有しているが，その適応症が国内で行われたどのような検証を背景として獲得したものであるか，特にステロイド外用薬が併用されているのか，それぞれの製薬メーカーが提供するインタビューフォームなどで確認してほしい．

　我々が乾癬に対する治療を通じて体験したように，分子標的薬の登場はこれまでの治療に対する意識を一変させるインパクトを持っている．アトピー性皮膚炎の重症例に対して使われるようになったIL-4/13受容体阻害薬であるデュピクセントは，治験時のデータになるが，ステロイド外用の併用をせずとも痒みを改善させている[10]．また，抗ヒスタミン薬はかつて喘息に対する適応症を有していたが，抗ロイコトリエン拮抗薬の登場以来，いずれの薬剤も喘息に対する適応は有していない．

　抗ヒスタミン薬は，全国の皮膚科を標榜する医院・病院によって，季節性のある花粉症の治療よりも，一年を通じればはるかに大量の薬剤が処方されているという．そうであるならば抗ヒスタミン薬を頻用する我々は，それら薬剤がきちんと効く条件を正しく患者に伝える義務を負っているのであろう．

文　献

1) 秀　道広，森桶　聡，福永　淳ほか：蕁麻疹診療ガイドライン 2018. 日皮会誌，**128**：2503-2624, 2018.

2) Kawashima M, Tango T, Noguchi T, et al：Addition of fexofenadine to a topical corticosteroid reduces the pruritus associated with atopic dermatitis in a 1-week randomized, multicentre, double-blind, placebo-controlled, parallel-group study. *Br J Dermatol*, **148**：1212-1221, 2003.

3) Togawa M, Yamaya H, Rodriguez M, et al：Pharmacokinetics, pharmacodynamics and population pharmacokinetic/pharmacodynamic modelling of bilastine, a second-generation antihistamine, in healthy Japanese subjects. *Clin Drug Investig*, **36**：1011-1021, 2016.

4) Sadaba B, Azanza JR, Gomez-Guiu A, et al：Critical appraisal of bilastine for the treatment of allergic rhinoconjunctivitis and urticaria. *Ther Clin Risk Manag*, **9**：197-205, 2013.

5) Church MK, Tiongco-Recto M, Ridolo E, et al：Bilastine：a lifetime companion for the treatment of allergies. *Curr Med Res Opin*, **13**：1-10, 2019.

6) Antonijoan R, Coimbra J, Garcia-Gea C, et al：Comparative efficacy of bilastine, desloratadine and rupatadine in the suppression of wheal and flare response induced by intradermal histamine in healthy volunteers. *Curr Med Res Opin*, **33**：129-136, 2017.

7) Augustin M, Ehrle S：Safety and efficacy of desloratadine in chronic idiopathic urticaria in

clinical practice : an observational study of 9246 patients. *J Eur Acad Dermatol Venereol*, **23** : 292-299, 2009.

8) Benveniste J, Henson PM, Cochrane CG : Leukocyte-dependent histamine release from rabbit platelets. The role of IgE, basophils, and a platelet-activating factor. *J Exp Med*, **136** : 1356-1377, 1972.

9) Mullol J, Bousquet J, Bachert C, et al : Update on rupatadine in the management of allergic disorders. *Allergy*, **70**(Suppl) : 1-24, 2015.

10) Simpson EL, Bieber T, Guttman-Yassky E, et al : Two phase 3 trials of dupilumab versus placebo in atopic dermatitis. *N Engl J Med*, **375** : 2335-2348, 2016.

MB Derma, 302：6-10, 2020.

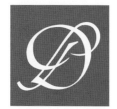

◆特集／詳しく知りたい！新しい皮膚科の薬の使い方

肝疾患，腎疾患の痒みに用いられる内服薬

室田浩之*

Key words：肝疾患（liver disorder），腎疾患（renal disorder），痒み（itch），治療（treatment），皮膚瘙痒症（pruritus cutaneous）

Abstract 肝疾患や腎疾患では皮膚病変を認めないにもかかわらず痒みを生じることが多い．痒みの治療には原疾患の治療が優先されるものの，二次的な皮膚瘙痒症に対する治療も必要となる．ときに搔破により二次的に生じた搔破痕や湿疹などの皮膚病変の治療も必要となる．肝疾患，腎疾患でみられる痒みに対して保険適用を持つ薬剤は限られている．治療戦略の構築には日本皮膚科学会による汎発性皮膚瘙痒症診療ガイドラインや，慢性瘙痒症の欧州ガイドラインにある診療アルゴリズムが参考になる．

肝疾患，腎疾患の痒みの特徴

肝疾患，腎疾患の痒みは汎発性皮膚瘙痒症のことが多い．治療方針立案の際，本邦の汎発性皮膚瘙痒症診療ガイドライン[1]と欧州の慢性瘙痒症ガイドライン（European S2k Guideline on chronic pruritus）[2]が参考になる．ただし，瘙痒の背景の複雑さ，瘙痒の治療効果を客観的に評価する基準のないこと，瘙痒症を対象にしたランダム化プラセボ対照二重盲検試験において有効性の確認された薬剤の多くが保険適用外のため，実臨床に応用する際は注意が必要である．

瘙痒の誘発される機序はヒスタミン誘発性/非誘発性経路，神経生理学的に中枢/末梢神経の増感を介するなど複数存在し，互いに複雑に絡み合うため，推奨される治療は臨床症状の観察および検査によって患者ごとに決定されるのが理想である．しかし病因論を治療に結びつけるのは容易なことではない．欧州ガイドラインでは6週間続く痒みを慢性瘙痒としている[2]．

痒みを起こしうる器質的な皮膚病変を認めない

にもかかわらず，全身のいたるところに持続性または発作性の痒みを訴える．ガイドラインでは腎不全・透析・胆汁うっ滞に伴う痒みの訴えを"体の中から沸くような痒さ"，"急に痒みが襲ってくる"といった具体的な表現で紹介しているように，痒みの性状や訴え方は多様である[1]．

原因と検査

肝疾患，腎疾患の痒みの病態は，① 皮膚の乾燥に由来する場合，② 服薬している薬剤が原因で生じている場合，③ 何らかの基礎疾患に伴う場合の3つに大別できる．このような背景因子に起因して，ヒスタミンおよびヒスタミン以外の起痒物質（トリプターゼ，サブスタンス P，IL1, 2, 6, 31，TNFα，活性酸素，ECP，MBP など），表皮内神経線維の直接刺激，オピオイドなどの関与する痒みが生じる．二次性汎発性皮膚瘙痒症は高齢の罹患者が多く，その原因の1つとして老人性乾皮症の悪化が考えられる．乾皮症の瘙痒症への関与は視診によって判断される部分が大きい．肝・胆道疾患，腎疾患では薬剤，食物もまた瘙痒を誘発することがあるため，内服薬の種類，サプリメントや健康食品などの習慣的な摂取の有無を問診で確認する．既往歴，生活歴の詳細な聴取を行ったう

* Hiroyuki MUROTA, 〒852-8501 長崎市坂本1-7-1 長崎大学大学院医歯薬学総合研究科皮膚病態学分野，教授

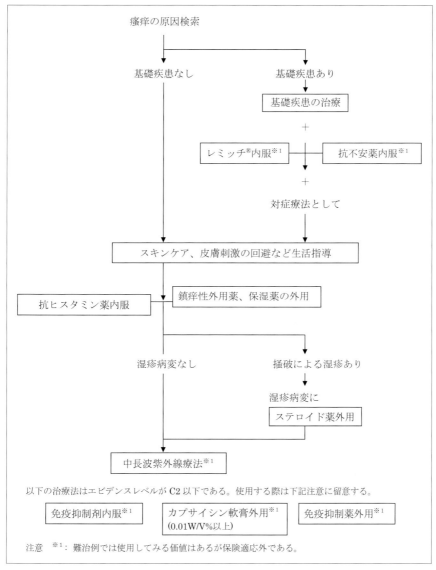

瘙痒の原因検索

基礎疾患なし　　　　　　基礎疾患あり

基礎疾患の治療

＋

レミッチ®内服※1 ── 抗不安薬内服※1

＋

対症療法として

スキンケア、皮膚刺激の回避など生活指導

抗ヒスタミン薬内服 ── 鎮痒性外用薬、保湿薬の外用

湿疹病変なし　　　　　　掻破による湿疹あり

湿疹病変に
ステロイド薬外用

中長波紫外線療法※1

以下の治療法はエビデンスレベルが C2 以下である。使用する際は下記注意に留意する。

免疫抑制剤内服※1　　　カプサイシン軟膏外用※1　　　免疫抑制薬外用※1
　　　　　　　　　　　　（0.01W/V%以上）

注意　※1：難治例では使用してみる価値はあるが保険適応外である。

図 1. 日本皮膚科学会汎発性皮膚瘙痒症診療ガイドラインの治療アルゴリズム
（文献 1 より引用）

えで，身体所見を参考に内臓悪性腫瘍の合併も念頭に置いた基礎疾患のスクリーニング（便潜血，腫瘍マーカーの測定，胸部 X 線，造影 CT などの画像評価）を行うことが推奨される[1].

精神的および心因的要因も皮膚瘙痒症の要因となり得る．その実態は明らかでないものの，おそらく心因的側面は複合的および付随的に瘙痒症の発症および悪化に貢献すると考えられる．

腎疾患で瘙痒の生じるメカニズムは明らかではないが，カルシウム/マグネシウムなどの二価イオン，副甲状腺ホルモン，ヒスタミン，トリプターゼ，オピオイドのバランスの異常，乾皮症な

どは起痒因子として考えられている[2]. 肝疾患ではオピオイド変調および胆汁うっ滞に伴う血液中オートタキシン（リゾホスホリパーゼ）の増加は瘙痒の要因とされる．最近では胆汁酸の受容体，TGR5，MRGPRX4 が神経に発現しており，肝・胆汁系の異常に伴う痒み信号の伝播にかかわっていると考えられている[3].

診療アルゴリズムの流れ

本邦の汎発性皮膚瘙痒症診療ガイドラインの診療アルゴリズムを図 1 に，欧州慢性瘙痒症ガイドラインのアルゴリズムを図 2 に示す．本邦では基

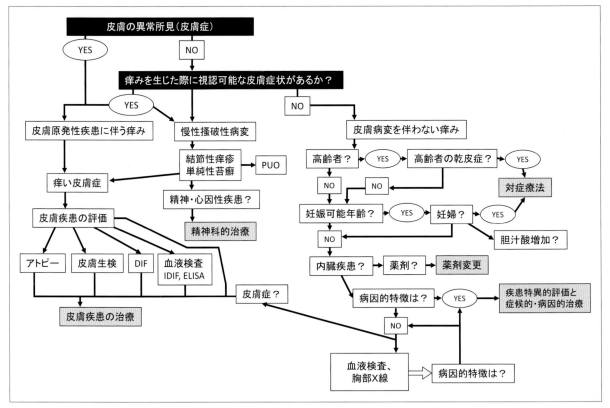

図 2. 欧州慢性皮膚瘙痒症ガイドラインの診療アルゴリズム（文献 2 より改変）

PUO：pruritus of undetermined origin，DIF：direct immunofluorescence，IDIF：indirect immunofluorescence，
ELISA：enzyme-linked immunosorbent assay

礎疾患の精査を行った後に搔破による湿疹などの皮膚所見を確認する流れになっている．一方，欧州慢性瘙痒症ガイドラインは皮膚所見の観察より始まる．診察時に異常所見がなく，痒みの生じた際に視認できる皮疹のないことを問診で確認できれば，「もともと正常な皮膚に生じた痒み」という診断になる．皮膚症状と瘙痒どちらが先に始まったのかを臨床現場で判断することは難しく，治療戦略の構築に苦慮することが多い．本邦のアルゴリズム内に出てくる湿疹病変は搔破による二次的な病変を指す．欧州のアルゴリズムでは皮膚異常所見のない場合，慢性搔破性病変として結節性痒疹，単純性苔癬の鑑別へと進む．

本邦のアルゴリズムの治療戦略は数が限られているうえに推奨度が低いのが実情である．上述したように，皮膚瘙痒症を対象とした質のよい RCT はほとんどなく，保険適用を持つ治療も限られている．

欧州アルゴリズムは年齢，乾皮症，妊娠，胆汁系，薬剤の関与に関するチェックポイントを設けている[2]．この他，妊婦の胆囊圧迫に伴う胆汁酸増加に起因する痒みがアルゴリズムに反映されている点は欧州ガイドラインの特徴である．

内臓疾患に伴う瘙痒は原因疾患と症状への対処が必要であり，様々な治療の提案がなされている．欧州慢性瘙痒ガイドラインには表 1, 2 に示すように肝疾患，腎疾患の痒みそれぞれに有効性が確認されたとする薬剤をまとめている．肝疾患および胆汁うっ滞性瘙痒症にコレスチラミン，ウルソデオキシコール酸などによる原疾患対策のほか，リファンピシン，ナロキソン，サリドマイドなどによる対症療法が，対照研究で効果の確認された治療として紹介されている．他に腎疾患に伴う瘙痒に対しガバペンチン，ナルフラフィン，サリドマイドなどの薬物療法，そして UVB 照射療法などが有効であったとする対照研究結果が紹介

表 1. 肝疾患の痒みに対する薬剤（注：ナルフラフィン以外は保険適用外である）

対照試験で痒み抑制作用のあった薬剤
- コレスチラミン 4～16 g/day（胆汁性肝硬変ではない）
- ウルソデオキシコール酸 13～15 mg/kg/day
- リファンピシン 300～600 mg/day
- ナルトレキソン 50 mg/day
- ナロキソン 0.2 μg/kg/min
- ナルメフェン 20 mg 2×/day
- サートラリン 75～100 mg/day
- サリドマイド 100 mg/day

対照試験で明確ではないものの痒み抑制作用のみられた薬剤
- オンダセトロン 4 mg or 8 mg i.v. or 8 mg orally
- 胆汁性肝硬変に対してベザフィブラート 400 mg/day とウルソデオキシコール酸の併用療法

症例報告で痒み抑制のみられた薬剤
- ナルフラフィン（胆汁性肝硬変）
- フェノバルビタール 2～5 mg/kg/day
- スタノゾロール 5 mg/day
- パロキセチン
- エタネルセプト 25 mg sc. 2×/week

表 2. 腎疾患の痒みに対する薬剤（注：ナルフラフィン以外は保険適用外である）

対照試験で痒み抑制作用のあった薬剤
- 活性炭 6 g/day
- ガバペンチン 300 mg 3×/week（透析後），プレガバリン 50 mg/隔日
- ナルフラフィン（透析後）
- サリドマイド 100 mg/day
- モンテルカスト 10 mg/day

対照試験で明確ではないものの痒み抑制作用のみられた薬剤
- ナルトレキソン 50 mg/day
- オンダンセトロン 8 mg orally or i.v.

症例報告で痒み抑制のみられた薬剤
- コレスチラミン
- ニトラゼパム
- クロモグリク酸
- エリスロポエチン 36 IU/kg 3×/week
- リドカイン 200 mg i.v./day
- ケトチフェン 1～2 mg/day

されていた．いずれもナルフラフィン以外は保険適用がない[2]．

オピオイド受容体のアゴニストとアンタゴニスト

実験，臨床的な所見からμオピオイドの増強が痒みを生じる原因となることがわかっている．この作用は中枢神経の，主にμオピオイド受容体の活性によって説明されている．それとは対照的にκオピオイド受容体の活性は痒みを抑制する．μオピオイド受容体アンタゴニスト（例：ナルメフェン，ナロキソン，ナルトレキソン）は肝疾患と腎疾患の痒みに有効であることが示されている．優先的なκ-オピオイド受容体アゴニストであるナルフラフィンは肝疾患と腎疾患の痒みに適用を持つ薬剤である[2]．

ガバペンチンとプレガバリン

ガバペンチンは抗てんかん薬である．神経障害性疼痛や痒みのコントロールに使われることが欧州ガイドラインに記載されている[2]．ガバペンチンは 1-アミノ-メチル-シクロヘキサン酢酸で神経伝達抑制物質 γ-アミノ酪酸（GABA）の構造的類似体で，痒みへの作用メカニズムは不明のまま

である．肝疾患と腎疾患に伴う痒みに対するプラセボ対照二重盲検試験で痒みを抑える作用が確認されてきた．ガバペンチンは慢性腎疾患に伴う痒みを抑えたとする臨床研究が報告されている．これらは保険適用外である．

抗うつ薬

近年の系統的レビューは抗うつ薬が難治性の痒み，腎性の痒み，肝性の痒み，悪性新生物の痒みに効果があるとするエビデンスを示した[2]．精神心理学的側面は痒みの閾値を下げる．逆に痒みはストレッサーとなり，患者をうつ状態に向かわせることもある．パロキセチン，サートラリンなどの SSRI が肝疾患に伴う痒みに有効であったとする症例報告もある．これらは保険適用外である．

サリドマイド

サリドマイドは 20 世紀中ごろ，睡眠・鎮静薬として世界各国で発売．我が国では市販薬として販売され，妊婦の悪阻を含め広く用いられた．しかし，サリドマイドを妊娠初期に内服すると胎児の四肢や耳など様々な部位に奇形（サリドマイド胎芽病）を生じることが判明し，その被害者は世界で 1 万人以上にも及んだ．まず，我々はこの事件

を忘れてはならない．そのうえで，サリドマイド
の研究が進み，痒み抑制作用が注目されるように
なった．中枢神経抑制作用，皮膚末梢神経への影
響，TNFα 阻害作用によると考えられている[2]．
肝疾患，腎疾患の痒みに効果があると欧州ガイド
ラインで紹介されている（表1, 2）．保険適用外で
ある．

文　献

1) 佐藤貴浩，横関博雄，片山一朗ほか：日本皮膚科
　学会汎発性皮膚瘙痒症診療ガイドライン．**122**：
　267-280，2012.
2) Weisshaar E, Szepietowski JC, Dalgard FJ, et
　al：European S2k guideline on chronic pruritus.
　Acta Derm Venereol, **99**(5)：469-506, 2019.
3) Yu H, Zhao T, Liu S, et al：MRGPRX4 is a bile
　acid receptor for human cholestatic itch. *eLife*,
　8：e48431, 2019.

MB Derma, 302：11-18, 2020.

◆特集／詳しく知りたい！新しい皮膚科の薬の使い方
膠原病治療に用いられる抗マラリア薬

植田郁子*

Key words：ヒドロキシクロロキン(hydroxychloroquine；HCQ)，全身性エリテマトーデス(systemic lupus erythematosus；SLE)，皮膚ループスエリテマトーデス(cutaneous lupus erythematosus；CLE)，抗 DNA 抗体(anti-DNA antibody)

Abstract ヒドロキシクロロキン(HCQ)は，日本では 2015 年 9 月より皮膚ループスエリテマトーデス(CLE)および全身性エリテマトーデス(SLE)に対し使用可能となった．そして，2019 年に日本で初めてとなる SLE 診療ガイドラインが発刊され，HCQ が SLE 治療のベース治療薬として掲載された．その最新のガイドラインでは，皮膚に限局する場合にはまず外用治療を行い，それに抵抗性の場合には HCQ の投与を考慮するとされており，その他の内臓病変に関しては臓器病変にかかわらず全ての SLE 患者に対して HCQ の使用が推奨されている．したがって，今後 HCQ 投与される症例はさらに急速に増加する可能性があり，実際に処方する際の留意点などについて解説する．

はじめに

ヒドロキシクロロキン(HCQ)は皮膚ループスエリテマトーデス(CLE)および全身性エリテマトーデス(SLE)の標準的な治療薬として位置づけられており，米国で 1955 年に承認されて以来，世界の 70 か国以上で使用が認可されている．日本では 2015 年 9 月より CLE および SLE に対し使用可能となった．

クロロキン(CQ)は，日本では 1955 年にマラリア，慢性関節リウマチに対する治療薬として発売され，その後，日本でのみ腎炎，ネフローゼ症候群，てんかんに対しても使用が認められ，乱用されるようになった．1962 年以降，CQ による網膜症が多数報告されたが，注意喚起が遅れたため被害が拡大し，1974 年に CQ は製造が中止された．HCQ は CQ と似た構造・作用を持つ薬剤であるが，CQ と比較して眼の組織に対する結合は弱く，使用する量も少ないため，HCQ による網膜障害発

現率は相対的に低いことが報告されている．

日本における HCQ の使用経験はまだ浅いが，実際にその効果が示されるようになり，現在では SLE/CLE における初期治療としてすすめられるようになっている．本稿では SLE/CLE 治療における HCQ 使用の実際について解説する．

従来用いられた薬との違いは何か

SLE の治療薬として，他にはステロイド剤，免疫抑制剤，生物学的製剤などが挙げられる．HCQ は免疫調整剤の一種で，異常な免疫反応を調整するとされている．現在考えられている HCQ の作用機序として，① HCQ のエンドソームへの蓄積による pH 上昇とそれによる種々の細胞機能の抑制(抗原処理と提示抑制など)，② 樹状細胞(plasmacytoid dendritic cell；pDC)は I 型インターフェロン(IFN)の産生能力が極めて高く，HCQ は pDC に発現している Toll like receptor(TLR)7,9 で核酸を競合阻害し，SLE 発症に重要な役割をしている 1 型 IFN，その他種々のサイトカインの産生・放出を抑制する．③ 紫外線の吸収と，紫外

＊ Ikuko UEDA，〒565-0871 吹田市山田丘 2-2　大阪大学医学部皮膚科学教室，特任講師

線に誘発される炎症反応を抑制する作用(アラキドン酸経路の抑制), ④B細胞刺激因子(BAFF)を抑制することで獲得免疫系に作用することなどが挙げられている[1)2)]. その他, オートファジーの阻害・抑制, アポトーシス促進による自己反応性リンパ球の除去と自己抗原提示抑制効果など様々な作用を有する[1)].

これらの作用により異常な免疫応答を調節するが, 従来のステロイド剤や免疫抑制剤のように免疫応答全般を抑制するのとは異なるため, 副作用としての感染症の誘発や増悪の可能性も低い. また, 起こりうる副作用に注意して使用すれば, 合併症による使用制限も少なく初期治療として導入しやすい.

ヒドロキシクロロキンを使用すべき症例

1. ガイドラインから

1991年にランダム化比較試験でSLEの再燃リスクの低下が示され[3)], 2000年代になり多くの観察研究で臓器障害発生リスクの低下[4)5)], 死亡リスクの低下[6)~8)], 血栓症リスクの低下[6)]などが次々に報告された. その結果, 2019年のSLE診療ガイドライン(南山堂)では, 臓器合併症の有無にかかわらず全てのSLE患者に対してHCQの使用が推奨されるようになった. さらに妊娠中[9)]や小児のSLE患者[10)]でも同様に推奨された. 妊娠初期にHCQを使用した例で先天奇形の発生率の上昇との関連はなく[11)], 妊娠中にHCQを使用した場合の児の網膜への影響についての検討でも, 588人の妊娠中曝露児において眼障害はみられなかった[12)]. なお, 我が国の薬剤添付文書では6歳未満への投与は禁忌となっている.

2. 皮膚症状に関して

CLEに対しては, 遮光や禁煙などの生活指導に加えてステロイドやタクロリムスの外用治療が行われるものの, 十分な効果が得られることは少ない. その際にHCQが全身療法として第一選択となる.

LEの皮膚症状におけるHCQの効果について検討した報告として, Ikeda ら[13)]や Momose ら[14)], Yokogawa ら[15)]による報告がある. Ikeda らは7例のCLEにHCQの投与を試み, 4例において著明に皮膚症状が改善したと報告している[13)]. また, Momose らはHCQを投与した7例の皮膚症状を検討し, 3例で紅斑や脱毛, 血管拡張に効果があったことを報告している[14)]. また, Yokogawa らは27例のLEに関連した皮膚症状に関してHCQを投与し, cutaneous lupus erythematosus disease area and severity index(CLASI)の平均値が改善したことを報告している[15)]. その後, 本邦におけるHCQのCLEへの有用性に関する第III相ランダム化二重盲検並列群間比較試験が実施され[16)], CLASIが4以上の疾患活動性の高いCLE患者103名を対照として, HCQ群とプラセボ群を3:1に分けて16週間投与した. ベースラインから16週時点までのCLASIスコアはHCQ投与群において有意に改善し, 写真判定でも著明改善が高率であった. Skindex-29も改善し, CLEに対するHCQの有効性が支持された[16)]. したがって, 主たる治療標的臓器が皮膚所見の場合には, まずステロイド外用/タクロリムス外用治療を行い, それに抵抗性の場合に禁忌事項に注意しながらHCQの投与を考慮する.

3. 皮膚の臨床病型から

CLEは急性(acute CLE;ACLE), 亜急性CLE(subacute CLE;SCLE), 間欠性LE(intermittent LE;ICLE)/腫脹性ループス(lupus tumidus), 慢性CLE(chronic CLE;CCLE)に分類され, CCLEはさらにdiscoid lupus erythematosus(DLE)と深在性エリテマトーデス(LE profundus;LEP), 凍瘡状ループスエリテマトーデス(chilblain LE)に分けられる[17)]. CLEの臨床病型ごとにHCQの治療反応性に違いがあることが報告されている[18)~22)]. Wahie らによると, 汎発型のDLEや瘢痕を伴う脱毛の病変は抗マラリア薬による治療効果がみられにくいことが報告されている[18)]. また, Chasset らはこれまでの既報のシステマティックレビューとメタアナリシスを行い,

ACLE の治療反応性は SCLE や ICLE に比較して有意に高かったが，DLE，SCLE，ICLE 間では治療反応性に差はなかったと報告している[20]．

実際に経験した症例を以下に提示する．

症例紹介

＜症例1＞38歳，女性

CLE の病型：CCLE（LEP）

臨床所見：上肢に軽度発赤があり，その下床に皮下の硬結を触れた（図1-a）．内服12か月にて発赤は淡くなり，皮下の硬結は消退している（図1-b）．

＜症例2＞64歳，男性

CLE の病型：CCLE（DLE）

臨床所見：両頬，耳前部，顎に紅斑を伴う陥凹病変がみられた（図2-a）．内服15か月後，色素脱失を伴う陥凹局面が残存するが，紅斑は改善し，その範囲は縮小傾向である（図2-b）．

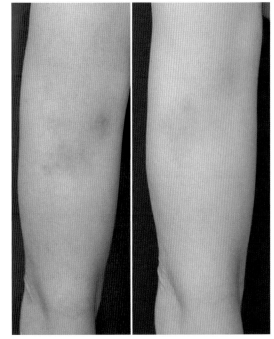

a│b 　**図 1**．症例1：38歳，女性

　a：内服前の右上肢．皮表に軽度発赤があり，その下床に皮下の硬結を触れる．

　b：内服12か月後の右上肢．発赤は改善し，皮下の硬結は消退．

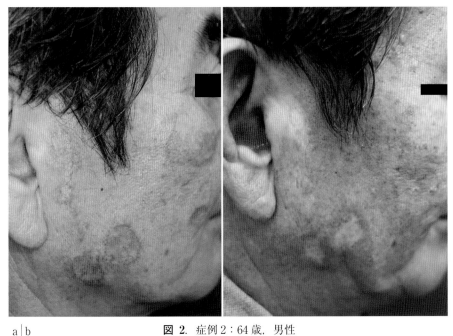

a│b 　　　　　**図 2**．症例2：64歳，男性

　a：内服前の顔側面．円板状皮疹．両頬，耳前部，顎の紅斑を伴う陥凹病変．

　b：内服15か月後の顔側面．紅斑は改善し，色素脱失を伴う陥凹局面が残存するが，その範囲は縮小傾向である．

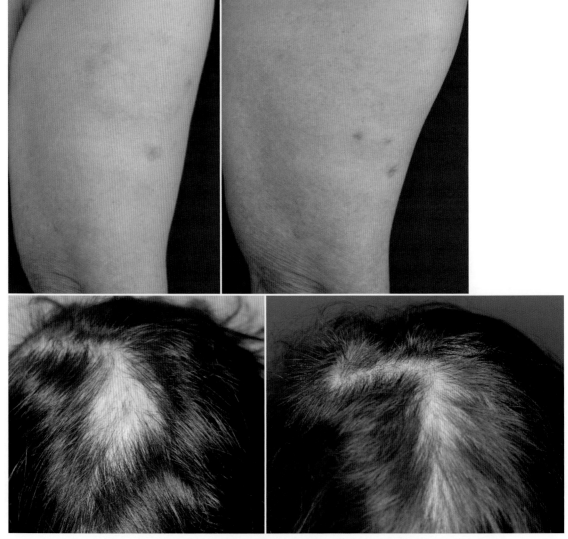

図 3. 症例 3：73 歳，女性

a	b
c	d

　a，c：内服前．右上腕伸側に辺縁が環状に軽度浸潤を触れる紅斑．
　　頭頂部に紅斑を伴う脱毛あり．

　b，d：内服 8 か月後．上肢の環状紅斑は改善傾向で，頭部の紅斑
　　および脱毛は消退している．

＜症例 3＞73 歳，女性

CLE の病型：SCLE

　臨床所見：右上腕伸側には辺縁が環状に軽度浸潤を触れる紅斑がみられた(図 3-a)．頭頂部に紅斑を伴う脱毛がみられた(図 3-c)．内服 8 か月後には上肢の環状紅斑の一部は残るが消退傾向で(図 3-b)，頭部の紅斑および脱毛は消退した(図 3-d)．

＜症例 4＞48 歳，女性

CLE の病型：ACLE

　臨床所見：前胸部に軽度浸潤を触れる紅斑がある(図 4-a)．内服後速やかに消退し，内服 8 か月後においても前胸部の紅斑は消退しており，再発はない(図 4-b)．

　また，1 例のみの経験であるが，組織学的に黄色腫型反応がみられた頭部の脱毛を伴う病変でHCQ が著効した[23]．CLE の病型によって治療効果が異なる可能性はあるが，病型にかかわらず，実際に投与して各症例における治療効果を確認することをすすめる．

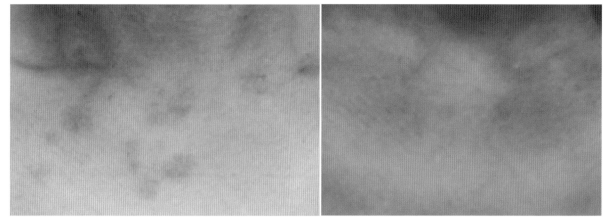

a | b

図 4. 症例 4：48 歳, 女性
a：内服前. ACLE. 前胸部に浸潤性紅斑あり.
b：内服 8 か月後. 前胸部の紅斑は消退している.

実際に処方するときの注意点

本邦における HCQ の適正使用に関しては，日本皮膚科学会[22]，日本皮膚科学会と日本リウマチ学会合同(http://www.ryumachi-jp.com/info/guideline_hcq.pdf)，日本眼科学会[24]よりガイドラインが公開されている.

HCQ による副作用として一過性の眼症状(めまい, かすみ目, 複視など)は比較的よく認められるが, そのほとんどが中止により消失する可逆的な症状であり, 原因として一過性の角膜浮腫や毛様体の機能不全が挙げられる[15]. 非可逆性網膜症の発生率は 0.01～0.1％と稀だが, 深刻な副作用である. 危険因子としての累計投与量は 1,000 g と考えられており, 投与開始から 5～7 年で網膜障害の発生率は 1％を超える[25][26]. 早期の網膜症は通常は無症状であり, 潜在性に進行する可能性があるため, 定期的な眼科医の診察が重要である. 本邦では慎重を期すべく, 長期にわたって投与する場合は少なくとも年 1 回, さらに累計投与量が 200 g を超える患者に加えて, 網膜障害のリスクが高い高齢者, 肝・腎機能障害, 視力障害のある患者は, より頻回に眼科検査を実施することが規定された.

その他の内服による比較的頻度の高い副作用として皮疹の出現がある. HCQ 内服により皮疹が出現した際の対処方法のアルゴリズムを図 5 に示す[27]. 皮疹が出現したとしても, 内服継続にもかかわらず自然消退し中止する必要のない場合や[27], 皮疹が出現したが, 低用量で再開することができる症例などが報告されている[15]. 一方で, 重篤な副作用に分類されるスティーブンス・ジョンソン症候群(1.0％)の報告もあり[22], 個々の症例においてそれぞれ十分注意して判断する必要がある. 眼症状, 皮膚症状以外では下痢, 低血糖などが挙げられる.

なお, 我が国の薬剤添付文書では, 「① 本剤の成分に対し過敏症の既往がある患者, ② 網膜症(ただし SLE 網膜症を除く)あるいは黄斑症の患者またはそれらの既往歴のある患者, ③ 6 歳未満の幼児(毒性作用に感受性が高い)」への投与は禁忌となっている. 我が国の CLE および SLE に対する HCQ 使用のための簡易ガイドラインでは, 「GFR 30～50 mL/分/1.73 m²では減量, 30 mL/分/1.73 m²未満では投与しないことが望ましい」と記載されている[22]. 腎機能低下は HCQ 網膜症のリスクであり, 眼科での定期的なモニタリングは慎重に行う.

治療効果の指標

10 例の SLE/CLE 患者に HCQ を投与し, 疾患の活動性の指標である抗 ssDNA 抗体価, 抗 dsDNA 抗体価を経時的に測定した. 抗 ssDNA 抗体価が 6 例中 5 例で, 抗 dsDNA 抗体価が 3 例中

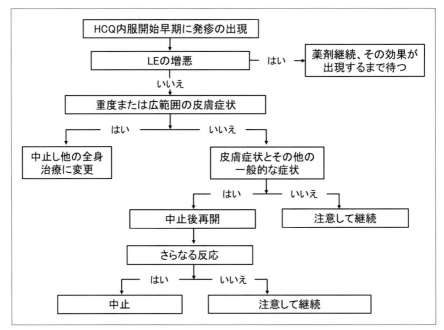

図 5. HCQ 内服により皮疹が出現した際の対処方法のアルゴリズム
（文献 27 より引用改変）

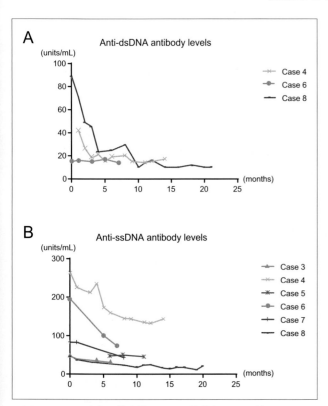

図 6. HCQ 治療に伴う抗 ssDNA 抗体価および抗 dsDNA
抗体価の推移（文献 28 より引用）
抗 ssDNA 抗体価が 6 例中 5 例で，抗 dsDNA 抗体価が 3 例
中 2 例で改善した．

2 例で改善した（図 6）[28]．Miyagawa らも，HCQ の治療により抗 dsDNA 抗体価が低下したことを報告している[29]．HCQ が SLE に有効であることを示す客観的な指標となり得る可能性があるが，今後の検証が必要である．

効かないといわれた際の対応

2019 年 SLE 診療ガイドラインにおいて，主たる治療標的臓器が皮膚の場合，外用薬および HCQ 投与によっても効果不十分で，重症，広範囲，活動性の高い皮疹の場合には，プレドニゾロン 0.5～1 mg/kg/日の投与が次の選択肢となっている．さらに無効であれば必要によって，リツキシマブ，ベリムマブ，ミゾリビン，タクロリムス，シクロスポリン A，メトトレキサート（MTX），シクロフォスファミド内服投与，血漿交換療法へと変更・追加・組み合わせに進むことになる．一方，欧州皮膚科学フォーラム（European Dermatology Forum）と欧州皮膚科学会（European Academy of Dermatology and Venereology）が共同で発表した CLE の治療ガイドライン[30]では，外用治療で効果のない例においては HCQ の全身投与，急性で重度の皮膚症状の場合には加えてステロイドの

全身投与，それでも効果不十分な場合には，日本では発売されていない同じクロロキン製剤であるキナクレインの追加，さらに無効であればMTXの追加，さらにはDapsonやレチノイド，ミコフェノール酸モフェチルの投与が挙げられている．

難治例においていずれの治療を選択するかは，それぞれの症例の特徴と，各薬剤のリスクとベネフィットのバランスを考えて使用する必要がある．

文　献

1) 谷川瑛子：【皮膚疾患に有効性を示す内服薬─その効果と注意点─】ヒドロキシクロロキンの薬理作用. *J Visual Dermatol*, **16**：872-873, 2017.

2) Tsokos GC, Lo MS, Costa Reis P, et al：New insights into the immunopathogenesis of systemic lupus erythematosus. *Nat Rev Rheumatol*, **12**：716-730, 2016.

3) Lockshin MD：Therapy for systemic lupus erythematosus. *N Engl J Med*, **324**：189-191, 1991.

4) Fessler BJ, Alarcón GS, McGwin G, et al：Systemic lupus erythematosus in three ethnic groups：XVI. Association of hydroxychloroquine use with reduced risk of damage accrual. *Arthritis Rheum*, **52**：1473-1480, 2005.

5) Pons-Estel GJ, Alarcón GS, McGwin G, et al：Protective effect of hydroxychloroquine on renal damage in patients with lupus nephritis：LXV, data from a multiethnic US cohort. *Arthritis Rheum*, **61**：830-839, 2009.

6) Ruiz-Irastorza G, Egurbide MV, Pijoan JI, et al：Effect of antimalarials on thrombosis and survival in patients with systemic lupus erythematosus. *Lupus*, **15**：577-583, 2006.

7) Alarcón GS, McGwin G, Bertoli AM, et al：Effect of hydroxychloroquine on the survival of patients with systemic lupus erythematosus：data from LUMINA, a multiethnic US cohort（LUMINA L）. *Ann Rheum Dis*, **66**：1168-1172, 2007.

8) Shinjo SK, Bonfá E, Wojdyla D, et al：Antimalarial treatment may have a time-dependent effect on lupus survival：data from a multinational Latin American inception cohort. *Arthritis Rheum*, **62**：855-862, 2010.

9) Andreoli L, Bertsias GK, Agmon-Levin N, et al：EULAR recommendations for women's health and the management of family planning, assisted reproduction, pregnancy and menopause in patients with systemic lupus erythematosus and/or antiphospholipid syndrome. *Ann Rheum Dis*, **76**：476-485, 2017.

10) Groot N, de Graeff N, Avcin T, et al：European evidence-based recommendations for diagnosis and treatment of childhood-onset systemic lupus erythematosus：the SHARE initiative. *Ann Rheum Dis*, **76**：1788-1796, 2017.

11) Kaplan YC, Ozsarfati J, Nickel C, et al：Reproductive outcomes following hydroxychloroquine use for autoimmune diseases：a systematic review and meta-analysis. *Br J Clin Pharmacol*, **81**：835-848, 2016.

12) Osadchy A, Ratnapalan T, Koren G：Ocular toxicity in children exposed in utero to antimalarial drugs：review of the literature. *J Rheumatol*, **38**：2504-2508, 2011.

13) Ikeda T, Kanazawa N, Furukawa F：Hydroxychloroquine administration for Japanese lupus erythematosus in Wakayama：a pilot study. *J Dermatol*, **39**：531-535, 2012.

14) Momose Y, Arai S, Eto H, et al：Experience with the use of hydroxychloroquine for the treatment of lupus erythematosus. *J Dermatol*, **40**：94-97, 2013.

15) Yokogawa N, Tanikawa A, Amagai M, et al：Response to hydroxychloroquine in Japanese patients with lupus-related skin disease using the cutaneous lupus erythematosus disease area and severity index（CLASI）. *Mod Rheumatol*, **23**：318-322, 2013.

16) Yokogawa N, Eto H, Tanikawa A, et al：Effects of Hydroxychloroquine in Patients With Cutaneous Lupus Erythematosus：A Multicenter, Double-Blind, Randomized, Parallel-Group Trial. *Arthritis Rheumatol*, **69**：791-799, 2017.

17) Kuhn A, Landmann A：The classification and diagnosis of cutaneous lupus erythematosus. *J Autoimmun*, **48-49**：14-19, 2014.

18) Wahie S, Daly AK, Cordell HJ, et al：Clinical and pharmacogenetic influences on response to hydroxychloroquine in discoid lupus erythematosus：a retrospective cohort study. *J Invest*

Dermatol, **131**：1981-1986, 2011.

19) Francès C, Cosnes A, Duhaut P, et al：Low blood concentration of hydroxychloroquine in patients with refractory cutaneous lupus erythematosus：a French multicenter prospective study. *Arch Dermatol,* **148**：479-484, 2012.

20) Chasset F, Bouaziz JD, Costedoat-Chalumeau N, et al：Efficacy and comparison of antimalarials in cutaneous lupus erythematosus subtypes：a systematic review and meta-analysis. *Br J Dermatol,* **177**：188-196, 2017.

21) Spann CR, Callen JP, Klein JB, et al：Clinical, serologic and immunogenetic studies in patients with chronic cutaneous(discoid)lupus erythematosus who have verrucous and/or hypertrophic skin lesions. *J Rheumatol,* **15**：256-261, 1988.

22) 古川福実, 衛藤　光, 谷川瑛子ほか：ヒドロキシクロロキン適正使用の手引き. 日皮会誌, **125**：2049-2060, 2015.

23) Takezawa K, Ueda-Hayakawa I, Yamazaki F, et al：Successful treatment with hydroxychloroquine for systemic lupus erythematosus with cutaneous involvement accompanied by a xanthomatous reaction. *Lupus,* **29**：79-82, 2020.

24) 近藤峰生, 篠田　啓, 松本惣一ほか：ヒドロキシクロロキン適正使用のための手引き. 日眼会誌, **120**：419-428, 2016.

25) Kuhn A, Ochsendorf F, Bonsmann G：Treatment of cutaneous lupus erythematosus. *Lupus,* **19**：

1125-1136, 2010.

26) Wolfe F, Marmor MF：Rates and predictors of hydroxychloroquine retinal toxicity in patients with rheumatoid arthritis and systemic lupus erythematosus. *Arthritis Care Res*(Hoboken), **62**：775-784, 2010.

27) Matsuda T, Ly NTM, Kambe N, et al：Early cutaneous eruptions after oral hydroxychloroquine in a lupus erythematosus patient：A case report and review of the published work. *J Dermatol,* **45**：344-348, 2018.

28) Ueda-Hayakawa I, Ly NTM, Nguyen CTH, et al：Hydroxychloroquine for the treatment of lupus erythematosus with cutaneous involvement：clinical efficacy and serial analysis of anti-DNA antibody levels. *Eur J Dermatol,* **29**：557-559, 2019.

29) Miyagawa I, Nakano K, Nakayamada S, et al：Effectiveness and safety of hydroxychloroquine therapy with or without corticosteroid in patients with systemic lupus erythematosus. *Int J Rheum Dis,* **22**：434-442, 2019.

30) Kuhn A, Aberer E, Bata-Csörgő Z, et al：S2k guideline for treatment of cutaneous lupus erythematosus-guided by the European Dermatology Forum(EDF)in cooperation with the European Academy of Dermatology and Venereology(EADV). *J Eur Acad Dermatol Venereol,* **31**：389-404, 2017.

MB Derma, 302：19-26, 2020.

◆特集／詳しく知りたい！新しい皮膚科の薬の使い方
乾癬治療に用いられる新しい内服薬

遠藤幸紀*

Key words：乾癬(psoriasis)，アプレミラスト(apremilast)，ホスホジエステラーゼ4(phosphodiesterase 4)，cAMP(cyclic AMP)，下痢(diarrhea)

Abstract アプレミラストは，乾癬治療ではシクロスポリン以来，25年ぶりに登場した内服治療薬である．ホスホジエステラーゼ4(PDE4)を選択的に阻害し，細胞内のcAMP濃度を上昇させることで効果を発揮する．エトレチナートやシクロスポリンのような副作用もなく，比較的安全に使用できるためクリニックでの治療数も増えている．効果発現のタイプは大きく4つに分かれると考えるが，その多くはゆっくりと段階的に効果がみられてくるため，導入後の評価が重要である．現在は，外用薬の効果が乏しい場合の"全身療法の入口"という立ち位置で導入される場合もあれば，"生物学的製剤への橋渡し"のような役割も果たしている．安全であるが安価ではない薬剤であること，治療効果にも個人差があること，また下痢や頭痛，悪心などの生じうる副作用についても，十分理解したうえでの使用が望ましい．

はじめに

アプレミラストは，乾癬患者の表皮細胞や免疫細胞で過剰に発現しているホスホジエステラーゼ4(PDE4)を選択的に阻害することで効果を発揮する．PDE4の阻害により細胞内のcAMP濃度が上昇し，その結果，TNF-α，IL-17，IL-23，IFN-γなどの炎症性サイトカインの産生が抑制され，IL-10などの抗炎症性サイトカインの産生が促進される．乾癬患者に生じている"過剰な炎症反応"が抑制，調節されることが皮疹改善の理由として考えられるとともに，最近はcAMP濃度上昇による制御性T細胞への影響についても高い注目を集めており，非常に興味深い薬剤であるといえる．今回は，本誌の特集の表題にあるように，アプレミラストの"使い方"に絞って述べる．

アプレミラストの選択基準

アプレミラストを選択する明確な基準はないが，一般的には，外用治療(紫外線療法の併用も含む)で皮疹の改善が乏しい，もしくは十分な患者満足度を得られていない場合に導入を考慮されることが多い．既にエトレチナートやシクロスポリンによる全身療法がなされている場合であっても同様で，治療効果はあるものの十分ではない場合や，長期の使用により既に副作用が生じているにもかかわらず，薬剤の中止や減量が困難な場合などが挙げられる．エトレチナートであれば口唇炎，口角炎，皮膚の菲薄化，シクロスポリンであれば高血圧や腎機能障害などである．また，外用療法の効果が不十分ではあるが，まだ生物学的製剤を導入するほどではないと判断され，全身療法の入口としてアプレミラストを導入される場合もある．そして，最終的に生物学的製剤に至らずとも皮疹が劇的に改善したケースも決して少なくない．

* Koki ENDO，〒277-0004 柏市柏下163-1
  東京慈恵会医科大学附属柏病院皮膚科，部長

アプレミラストの利便性・安全性

アプレミラストは，その安全性の高さからクリニックでも処方可能な薬剤である．大学病院や基幹病院と異なり，不測の事態の迅速な対応が難しいクリニックにおいては，有効性を求めるのはもちろんであるが，それ以上に重要なことは薬剤の安全性の高さといわれている．故に定期的な採血やその副作用の懸念から，エトレチナートやシクロスポリンの使用を敬遠しがちであったクリニックの先生方にとって，アプレミラストは有効かつ安全に使用できる新たな治療の選択肢となり，現在に至っている．156週の長期データの解析においても，有害事象の発生頻度や重篤度，臨床試験ではみられなかったような新たな有害事象の発生もなく，長期使用でも安全性は高いことが示されている[1]．また，光線療法との相性のよさも知られており，実際にアプレミラストのみでは改善に乏しい皮疹に対し，光線療法を併用することで皮疹が改善した例は筆者も複数例経験している．報告数[2][3]はまだ少ないものの，経験的に両者の併用は有効であると考えられていることからも，クリニックで安全に行える乾癬治療の幅はさらに広がったと言ってもよい．

アプレミラストが登場する以前，外用治療が中心であったクリニックを受診していた乾癬患者は，生物学的製剤による治療をするためには日本皮膚科学会の承認施設に紹介しなければならなかった．しかし現在は，外用治療で効果が乏しい場合でも承認施設に紹介する前に，上述のようにまずアプレミラストを導入してみて，その経過から承認施設への紹介を判断するというケースも増えているようである．実際，患者本人にとってのメリットという点でも非常に大きく，通い慣れたクリニックとそれまでの主治医のもとを離れ，わざわざ他の施設に行く必要がなくなるという点，そして行われる投与方法が，生物学的製剤のような承認施設でのみ行われる特別な"注射療法"ではなく，"内服療法"というごくありふれた投与方法

であるという点である．

アプレミラストの内服方法

アプレミラストは導入時から通常量で開始すると，下痢，頭痛，悪心などの副作用が出やすくなるため，スターターパックという2週間分の導入用のキットが用意されている．内服1日目は10 mg，2日目は20 mgというように毎日10 mgずつ漸増し，6日目の60 mgまで増量したら，それを維持量として継続することが一般的である．ただし重度の腎機能障害患者であれば，内服を1日1回にするなど減量も考慮のうえ，慎重に投与すべきとされている．内服のタイミングについては食前，食後を問わないことも特徴と言えよう．

臨床試験と実臨床における評価

海外第Ⅲ相臨床試験（ESTEEM-1試験）[4]において，16週時のPASI 75達成率は33.1%であり，PASI 50達成率でも58.7%であった．生物学的製剤はおろかシクロスポリンにも及ばないと思われる結果から，国内承認の当初はそこまでの効果は期待されていなかったが，実際に使用してみると"思っていたよりも効果がある"，"思っていたよりも効果発現が早い"などといった"思っていた以上"の効果がみられていることがわかってきた．ESTEEM-1試験と同様，国内第Ⅱ相試験（FREEDOM試験）[5]での結果もPASI 75達成率は28.2%であり，PASI 50達成率でも50.6%と類似しており，決してよいデータとは言えなかっただけに，当初の予想を覆すことになったというわけである．後述するが，自験例でもPASIクリアを達成した症例は多数経験しているし，反面，全く治療効果が得られなかった症例も経験している．比較的ゆっくり効いてくると思われがちだが，わずか数週で皮疹が完全に消退した例も経験した．関節炎症状や瘙痒についても，"思っていた以上"の効果を体感した皮膚科医は少なくなかったと思われる．

表 1. 治療効果の発現タイプ
（私案）

① 速効型
② 緩徐型
③ 無効型
④ 遅効型（③＋②）

治療効果の発現タイプ

筆者はアプレミラストの皮疹に対する治療効果について，承認当初は3タイプとしていたが，現在は大きく4タイプに分かれることを提唱している[6]（表1）．① 速効型：内服開始後わずか数週で皮疹が著明に改善するタイプ，② 緩徐型：ゆっくりと階段を昇るかのように皮疹が改善していくタイプ，そして，③ 無効型：残念ながら全くと言っていいほど効果がみられないタイプである．ただし自験例において，全く効果がなかったはずの皮疹が内服開始して半年以上も経過してから突然改善し始め，最終的にPASIクリアに近いレベルまで改善した例も経験していることから，③ のタイプに関しては，単に効果がみられないというのではなく，④ 遅効型：効果の発現が極めて遅いタイプというものも含まれていると推測している．しかし現実的に考えても，効果が全くみられない薬剤を半年以上も内服すること自体が極めて稀なことであり，最初の数週で少なからず何らかの皮疹の改善がみられない限り，安価な薬剤ではない以上，そこまで治療を継続することは想像し難く，④ のタイプを実臨床で経験する皮膚科医はおそらく皆無ではないかと思われる．

症例呈示

以下に，4タイプの自験例を紹介する．

① 速効型
＜症例1＞55歳，男性（図1）

13年前に発症．外用薬（配合薬）で治療してきたが，症状はわずかに軽減するのみ．既往に高血圧，軽度の腎機能障害があることからアプレミラストを選択．導入時はPASI 16.2であったが，投与4週で早くも著明な改善がみられ，8週にはPASIクリアを達成した．特に，浸潤の強い肘頭部の紅斑局面がわずか4週で色素沈着となったことは印象深い．

① 速効型（難治部位にも効果を示した例）
＜症例2＞56歳，男性（図2）

8年前に発症．頭部の皮疹が難治で，外用薬やエトレチナートで治療するも改善に乏しく，またシクロスポリンにて下肢に著明な浮腫をきたしたため，内服中止した経緯あり（中止により浮腫は速やかに改善）．生物学的製剤は希望せず，アプレミラストを選択．導入時はPASI 14.8であったが，投与8週で頭部の皮疹は消退し，下腿のみとなり，PASI 1.2まで改善した．

② 緩徐型
＜症例3＞62歳，女性（図3）

20年前に発症．外用薬では改善に乏しく，シクロスポリンによる治療を開始し，皮疹は改善傾向であったが血圧上昇，クレアチニン上昇がみられてきた．シクロスポリンを減量し経過をみるも，クレアチニン値はさらに上昇，皮疹も増悪してきたためアプレミラストに変更した．皮疹は患者が受診する度（承認直後のため2週おきの受診であった）にゆっくりではあるが毎回着実に改善しており，投与16週で皮疹はすべて消退，PASIクリアを達成した．

③ 無効型
＜症例4＞53歳，男性（図4）

3年前に発症．外用薬はべたついて嫌なので処方されても使用しておらず，また全身療法を各種説明するも副作用についての訴えが多かったことから，安全性の高いアプレミラストを選択．しかし投与12週でも全く改善はみられなかったため本人希望で中止した．その後，エトレチナートに変更したところ，低用量ながらも著効し，投与16週で皮疹はほぼ消退した．アプレミラストは無効で，エトレチナートが著効した例であった．

④ 遅効型（③ 無効型＋② 緩徐型）
＜症例5＞49歳，男性（写真なし）

外用薬では改善に乏しかったためアプレミラストを選択したものの，投与16週でも皮疹の改善は全くみられなかった．しかし，アプレミラストに

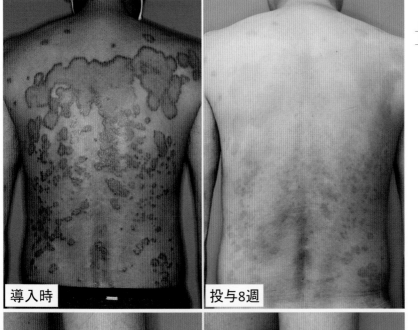

導入時 / 投与8週

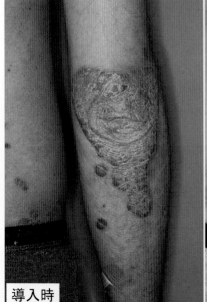

導入時

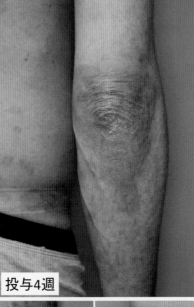

投与4週

<table>
<tr><td>a</td></tr>
<tr><td>b</td></tr>
<tr><td>c</td></tr>
</table>

図 1.
症例 1：① 速効型
 a：アプレミラスト投与 8 週．背部に多数みられていた大小の紅斑は淡い色素沈着となった．
 b：アプレミラスト投与 4 週．強い浸潤を伴っていた肘頭部の紅斑局面は色素沈着となった．
 c：アプレミラスト投与 8 週．臀部に多数みられていた大小の紅斑は色素沈着となった．

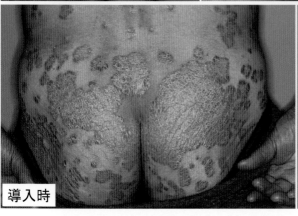

導入時

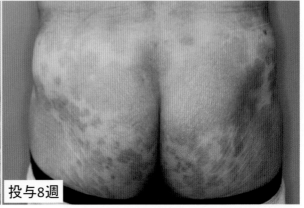

投与8週

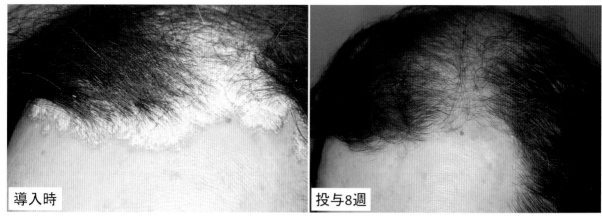

図 2. 症例2：① 速効型
頭部にみられていた非常に厚い鱗屑が付着する紅斑は，アプレミラスト投与8週ですべて消退した．

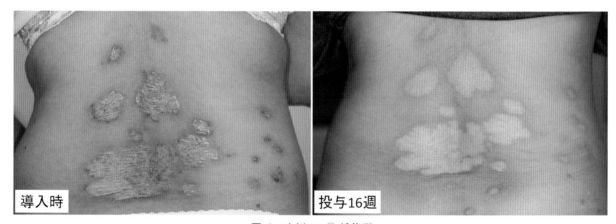

図 3. 症例3：② 緩徐型
アプレミラスト導入後は2週ごとに通院していたが，受診の度に毎回ゆっくりではあるが着実に皮疹の改善がみられていた．投与16週で腰部の紅斑は色素沈着，色素脱失を残し，すべて消退した．

よりものすごい便秘（本人曰く，毎回肛門が切れて血まみれとのこと）が改善されたため，皮疹の改善については全く気にしておらず，むしろ内服の継続を希望された．改善がないまま経過を追っていたが，投与30週時に皮疹の軽度改善を確認，その後もゆっくりではあるが受診ごとに着実に改善がみられ，投与1年でPASI 90を達成した．アプレミラストを長期にわたり内服していながら効果が全くみられない例が，急に効果を示してくる理由についてはいまだ不明である．

効果判定の基準

　アプレミラストはその安全性の高さからクリニックでも数多く処方される反面，乾癬治療で使用される薬剤のなかでは明らかに高額の部類に入

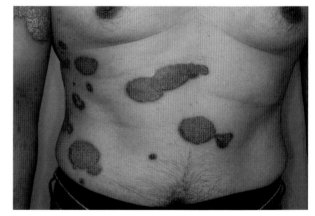

図 4. 症例4：③ 無効型
アプレミラストを導入するも全く改善がみられなかったため，投与12週で中止．その後，エトレチナートに変更したところ著明な改善がみられた．

る．つまり，内服開始後に速やかに有効性が示されれば問題ないが，効果が全くみられない例に対し，長期にアプレミラストを継続することは患者本人の無用な経済的負担につながることにもなるため注意を要する．

治療効果を判定する期間としては，一般的には12～16週くらいまでは内服してみるよう指示されることが多い．その理由としては，アプレミラスト群の投与16週でのPASIスコア平均変化率に，プラセボ群がアプレミラストの実薬投与になってからの16週時（臨床試験としては32週時）でのPASIスコア平均変化率がほぼ並んでいるということも根拠の1つであろう[4]．故に，投与12～16週で全く治療効果がみられていない場合は内服中止，もしくは他の治療への変更を考慮したほうがよいかもしれない．治療効果判定の基準は，言い換えると治療を継続すべきか，それとも他の治療法に変更すべきかという，ある意味物差しともいえる．皮疹，関節炎症状の改善具合で継続か変更かを判定する場合もあれば，主たる副作用である下痢，頭痛，悪心の症状がひどく変更せざるを得ない場合など，様々である．

痒み，関節炎への効果

また，皮疹への効果が軽度であってもアプレミラストの継続を希望する例もある．痒みや関節炎症状の改善，軽減がみられたなどである．ESTEEM-1～2試験[4)7)]において，導入2週の時点で実薬群がプラセボ群と比較して，明らかに有意に痒みのVASの値を下げていることが示された．内服開始してわずか2週足らずということを考えると，これはおそらく皮疹が改善するより先に瘙痒のほうが楽になっているものと推測できる．このデータから早期の痒みの改善は皮疹改善の予測因子になるのでは？　という議論もあったが，自験例では皮疹の改善がほとんどなく，痒みだけに著効した例も経験しているため，必ずしもそうとは言えない．

乾癬性関節炎における臨床試験に，生物学的製剤の使用歴がなく，DMARDsのみで治療されていた患者をアプレミラストに直接スイッチして経過をみたACTIVE試験[8)]がある．これは以前のPALACE 1～3試験[9)～11)]が，DMARDsを中断せずにアプレミラストを上乗せしていたのとは異なる点である．ACR 20達成率において，投与2週でプラセボとは有意差を持って改善し，投与16週では38.2%であり，投与52週までのACR 20/50/70達成率は，それぞれ67.1%，36.7%，21.3%であった．MTXによる治療歴がある患者にのみ絞ったデータにおいても，投与16週でのACR 20達成率は41%であり，アプレミラストはMTXからのダイレクトスイッチでも問題ないことが示された．自験例でも，皮疹よりも早く手指の関節痛が改善された乾癬性関節炎の例を経験している．この関節炎はNSAIDsでもシクロスポリンでもMTXでも効果がほとんどなかったため，アプレミラストの治療効果には大変喜ばれた．残念ながら皮疹に対しての効果はわずかではあったものの，治療内容の変更意志もないことから患者満足度は高いと考えている．また，腱の付着部炎に対する治療効果についても，GEI（Gladman enthesitis index：6点満点）を用いて評価されたデータがある．治療ベースラインで腱付着部炎を有していた患者の平均GEIスコアはアプレミラスト群で2.4点であったが，投与2週で早くも有意差を持って改善がみられ，16週では0.9点に減少していた．投与52週では，GEIスコア0点の達成率が69.8%であることから付着部炎への効果も示された．

他の治療への変更のタイミング

前述の効果判定の基準でも述べたように，12～16週というのが1つのタイミングといえる．① 単純に皮疹の改善に乏しい場合，② 改善はしているが患者の満足度を満たしていない場合，③ 痒みや関節炎症状が改善していない場合，④ 下痢や頭痛などの副作用が激しく，内服を継続できない場合，⑤ 経済的負担が厳しい場合などが挙げられる．

① の場合は当然といえば当然であろう．高額を

支払って治療しているのに改善に乏しければ，12～16週まで至らずとも中止や変更を希望されるのも理解できる．②の満足度を満たしていないケースとしては，PASIは改善しているが皮疹自体が消退していない例がある．すなわち治療前のPASIにおける皮疹の評価が「紅斑3，浸潤3，鱗屑2」で，治療後に「紅斑2，浸潤1，鱗屑0」になったとしても，わずかに盛り上がった赤い皮疹は以前と同様に存在しているわけで，本人にとっては"よくはなったが治ってはいない"という評価になるわけである．また②として，全体的に改善してはいるが難治部位（頭部など）がどうしても改善しない例なども満足度を満たしていない理由に挙げられる．ただ，①～⑤のいずれに対しても言えることは，皮疹，自覚症状，副作用，金銭面と方向性は異なるものの，どれも患者QOLを障害しているということ，または障害されている患者QOLの改善がみられていないということである．場合によっては総合的判断を要する症例に遭遇することもあると思われ，十分な配慮のうえ，内服の継続，中止および変更を判断すべきと考える．

副作用（下痢）への対応

アプレミラストの副作用として最も多いとされる下痢症状について述べる．症例5（遅効型）のような，ひどい便秘であった患者の便通が改善されたり，下痢や軟便までには至らないまでも非常に硬い便が軟らかくなり便通が楽になったものなども含めれば，さらに多いのかもしれない．スターターパックは，アプレミラストをいきなり通常維持量から開始すると，下痢，頭痛，悪心といった副作用が生じやすくなることから，低用量より開始し，副作用を出現しにくくすることを目的とした，いわば患者が漸増内服の手順を間違えないよう周到に準備された導入キットである．副作用としての下痢は，一般には内服2週までに生じることが多いが，その後も内服を継続しているうちに4～6週ほどで自然と落ち着いていくケースがほとんどである．

下痢が生じるメカニズムは，cAMP濃度の上昇により腸管上皮細胞の塩素イオンチャネルであるCFTR（cystic fibrosis transmembrane conductance regulator）が作動し，腸管内への塩素イオンが流入するとともに水分の漏出が起こるために生じる[12]．さらに飯塚は，下痢が時間とともに改善してくる理由として，腸管上皮細胞ではcAMPを細胞外に汲み出すMRP4（multidrug resistance protein 4）が適応的に働くため，時間経過とともに慣れが生じることで改善すると言及している[13]．

症状の個人差は当然あり，下痢が軟便程度のため特に対応をしなくてもよいケースはそのまま内服継続で問題ないし，CFTRに抑制的に働く木クレオソートを主成分とする正露丸®の内服を行って対応するケースもある．1日に十数回も便意を催すような水様便のケースではさすがに内服の中止も考慮せざるを得ないが，ある程度までの症状であれば60 mg/日の内服を30 mg/日に一時的に減量するなど，個人個人の症状に合わせて調節することで，一定期間の下痢症状を乗り越えることはおおむね可能と思われる．

おわりに

アプレミラストは，これまでのような外用療法で治療効果に乏しいケースだけではなく，エトレチナートやシクロスポリンといった全身療法が使用しにくいケースであっても比較的簡便に導入できる薬剤である．最近では，生物学的製剤の導入まではどうか？　と考えるケースに対し，まずアプレミラストを使用してみようかという，"全身療法の入口"のような役割も果たしているようにも思える．重い副作用についてさほど気にしなくてもよい点，そしてそのための頻回の採血も必要としないという点は，クリニックでの処方が多いことを後押しする理由の1つとして間違いなかろう．

アプレミラストは安全だが，安価ではない．そして治療効果に個人差がある薬剤であること，また生じうる副作用についても，十分理解したうえでの導入が望ましいと考える．

文　献

1) Crowley J, Thaci D, Joly P, et al：Long-term safety and tolerability of apremilast in patients with psoriasis：Pooled safety analysis for ≥156 weeks from 2 phase 3, randomized, controlled trials（ESTEEM 1 and 2）. *J Am Acad Dermatol*, **77**：310-317, 2017.

2) AbuHilal M, Walsh S, Shear N：Use of Apremilast in Combination With Other Therapies for Treatment of Chronic Plaque Psoriasis：A Retrospective Study. *J Cutan Med Surg*, **20**：313-316, 2016.

3) Bagel J, Nelson E, Keegan BR：Apremilast and Narrowband Ultraviolet-B Combination Therapy for Treating Moderate-to-Severe Plaque Psoriasis. *J Drugs Dermatol*, **16**：957-962, 2017.

4) Papp K, Reich K, Leonardi CL, et al：Apremilast, an oral phosphodiesterase 4（PDE4）inhibitor, in patients with moderate to severe plaque psoriasis：Results of a phase Ⅲ, randomized, controlled trial（Efficacy and Safety Trial Evaluating the Effects of Apremilast in Psoriasis［ESTEEM］1）. *J Am Acad Dermatol*, **73**：37-49, 2015.

5) Ohtsuki M, Okubo Y, Komine M, et al：Apremilast, an oral phpsphodiesterase 4 inhibitor, in the treatment of Japanese patients with moderate to severe plaque psoriasis：Efficacy, Safety and tolerability results from a phase 2b randomized controlled trial. *J Dermatol*, **44**：873-884, 2017.

6) 遠藤幸紀：【知らなきゃ手古摺る乾癬治療！アプレミラスト 200％活用術！】アプレミラスト 4 か月の内服継続で着実に治療効果が現れた例. *J Visual Dermatol*, **18**：1024-1025, 2019.

7) Paul C, Cather J, Gooderham M：Efficacy and safety of apremilast, an oral phosphodiesterase 4 inhibitor, in patients with moderate-to-severe plaque psoriasis over 52 weeks：a phase Ⅲ, randomized controlled trial（ESTEEM 2）. *Br J Dermatol*, **173**：1387-1399, 2015.

8) Nash P, Ohson K, Walsh J, et al：Early and sustained efficacy with apremilast monotherapy in biological-naïve patients with psoriatic arthritis：a phase ⅢB, randomised controlled trial（ACTIVE）. *Ann Rheum Dis*, **77**：690-698, 2018.

9) Kavanauph A, Mease PJ, Gomez-Reino JJ, et al：Treatment of psoriatic arthritis in a phase 3 randomised, placebo-controlled trial with apremilast, an oral phosphodiesterase 4 inhibitor. *Ann Rheum Dis*, **73**：1020-1026, 2014.

10) Cutolo M, Myerson GE, Fleischmann RM, et al：A Phase Ⅲ, Randomized, Controlled Trial of Apremilast in Patients with Psoriatic Arthritis：Results of the PALACE 2 Trial. *J Rheumatol*, **43**：1724-1734, 2016.

11) Edwards CJ, Blanco FJ, Crowley J, et al：Apremilast, an oral phosphodiesterase 4 inhibitor, in patients with psoriatic arthritis and current skin involvement：a phase Ⅲ, randomised, controlled trial（PALACE 3）. *Ann Rheum Dis*, **75**：1065-1073, 2016.

12) Moon C, Zhang W, Sundaram N：Drug-induced secretory diarrhea：Arole for CFTR. *Pharmacol Res*, **102**：107-112, 2015.

13) 飯塚　一：【知らなきゃ手古摺る乾癬治療！アプレミラスト 200％活用術！】アプレミラストの乾癬に対する作用機序. *J Visual Dermatol*, **18**：984-988, 2019.

MB Derma, 302 : 27-34, 2020.

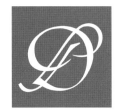

◆特集／詳しく知りたい！新しい皮膚科の薬の使い方

乾癬治療に用いられるメトトレキサート

西田絵美*　　森田明理**

Key words：乾癬（psoriasis），メトトレキサート（MTX），乾癬性関節炎（PsA），生物学的製剤（biologics），副作用（side effect）

Abstract　難治性の炎症性角化症である乾癬の治療は，生物学的製剤の登場により大きく変わったものの，併存症や費用面などから導入が困難な場合がある．海外では，比較的安価な内服治療であるメトトレキサート（MTX）は，使用頻度が高い薬剤とされている．本邦においても MTX は乾癬に対して承認を得ることとなり，今後この製剤の使用方法，どういった乾癬に対して適応となるか，副作用マネージメントについて考えていく必要があり，本稿で考察した．

はじめに

　乾癬は難治性の炎症性角化症として知られており，これまで様々な研究がなされ，発症メカニズムに関わる免疫病態もわかってきている．2010 年に TNFα 阻害薬をはじめとした生物学的製剤が承認されたことで治療は大きく変わった．一方，内服治療についてはシクロスポリン以降，25 年ぶりとなる内服薬である PDE4 阻害薬の登場，メトトレキサート（MTX）の適応拡大，今後，低分子化合物などの新たな治療薬の開発が期待されている．従来，患者の費用負担が少ないことや利便性から，多くの国で安価な MTX が選択されていることもあったが，本邦では内服薬のうちでも特に MTX については，一定の経験のある医師が使用しているのみであった．MTX が乾癬治療に承認されたことから，今後，乾癬治療で用いられる頻度が増加するであろう．

* Emi NISHIDA，〒467-8601　名古屋市瑞穂区瑞穂町字川澄 1　名古屋市立大学大学院医学研究科加齢・環境皮膚科学，講師
（2020 年 4 月より，〒444-8553　岡崎市高隆寺町字五所合 3-1　岡崎市民病院皮膚科，統括部長）
** Akimichi MORITA，同，教授

乾癬治療と MTX

　乾癬に対する MTX 治療は，国際的には 1950 年代から標準治療として使用されてきており，欧米では中等度～重症の全身治療薬として承認され，乾癬の全身治療薬として最も安価なことから，高頻度に使用されてきた．乾癬性関節炎（PsA）がある場合，海外のガイドラインにおいては body surface area（BSA）5% 以上の皮疹を有する局面型乾癬に対して，MTX はファーストラインの治療と位置づけられている[1)~4)]．

　一方，本邦においては，大河原が 1978 年に乾癬における MTX ガイドラインを報告しているものの[5)]，MTX は白血病，関節リウマチ（RA）に対する適応のみで，1990 年代まであった米国における肝生検のガイドライン[6)]が障壁となり，これまで乾癬に対しては適応が認められていなかった．しかし生物学的製剤が 2010 年に承認されたことにより，生物学的製剤承認施設において生物学的製剤と MTX の併用が行われる機会が増えてきたことから，日本皮膚科学会から厚生労働省に対して 2014 年，MTX の乾癬への適用拡大を求める要望書が提出され，その後 2 回にわたる乾癬における MTX の使用実態全国調査[7)8)]を経て，2018 年 11 月

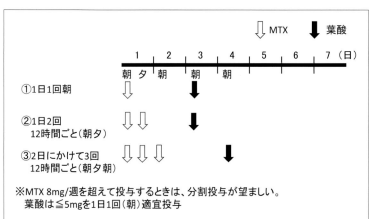

図 1.
MTX の用量別投与法（〜8 mg/週）

表 1. MTX 投与前，投与中の検査

	投与前	投与中
胸部 X 線検査	必ず実施	6〜12 か月
血液学的検査	必ず実施	4 週ごと
肝機能検査	必ず実施	4 週ごと
腎機能検査	必ず実施	4 週ごと
肺疾患関連検査**	必ず実施	適宜

・血液学的検査：白血球および白血球分画，赤血球数，
　Ht 値，Hb 値，MCV，血小板数 Alb，血糖，赤沈，
　CRP，HBs 抗原*，HCV 抗体*，T-SPOT/QFT*，IgG/
　A/M*（*：投与前のみ）
・肝機能検査：AST(GOT)，ALT(GPT)，ALP，LDH
　（投与前は HBs 抗原陰性→HBs 抗体，HBc 抗体（※い
　ずれか陽性なら HBV-DNA），HBs 抗原陽性→HBe 抗
　原，HBe 抗体，HBV-DNA）
・腎機能検査：BUN，クレアチニン，尿検査（蛋白，糖，
　ウロビリノーゲン，尿沈渣）
　**：間質性肺炎や呼吸器合併症が疑われる場合：経皮
　　的酸素飽和度(SpO_2)，胸部 HRCT，KL-6/SP-D，
　　β-D グルカン

に公知申請が認められ，2019 年 3 月に MTX（リウマトレックス® カプセル 2 mg）が，「局所療法で効果不十分な尋常性乾癬」および「関節症性乾癬（乾癬性関節炎；PsA），膿疱性乾癬，乾癬性紅皮症」に対する効能・効果および用法・用量に関する追加承認を取得することとなった[9]．

MTX の使用方法

MTX を処方するにあたり添付文書には，通常，1 週間単位の投与量を MTX として 6 mg とし，1 週間単位の投与量を 1 回または 2〜3 回に分割して経口投与する．分割して投与する場合，初日から 2 日目にかけて 12 時間間隔で投与する．1 回ま

たは 2 回分割投与の場合は残りの 6 日間，3 回分割投与の場合は残りの 5 日間は休薬する．これを 1 週間ごとに繰り返す．なお，患者の年齢，症状，忍容性および本剤に対する反応などに応じて適宜増減するが，1 週間単位の投与量として 16 mg を超えないようにするとされている（図 1）．

2018 年に報告された，皮膚科医によるメトトレキサート使用症例全国調査[8]では，開始時用量が 6 mg/週以下の施設が 77.1% であり，最大用量については 8 mg/週が 22.4%，10 mg/週以上では 39.1% であった．実際，当院においては MTX 4 mg/週から開始し，最大用量も 8 mg/週までの症例が多い．また，葉酸の内服併用は 80.6% で行われており，原則投与量は 5 mg，投与タイミングは MTX 最終内服 24 時間後が 48 時間後よりやや多く，MTX 診療ガイドライン[16]にも記載されている．

次に MTX の適応となる症例についてだが，前述の全国調査[8]において，MTX 投与開始の目的として一番多かったのは関節症性乾癬の 68.3%，尋常性乾癬への投与は 22.9% であった．PsA，生物学的製剤との併用における MTX の効果については後に述べる．

投与前の検査については表 1 にあるように，胸部 X 線検査，血液学的検査，肝機能検査，腎機能検査は必須であり，問診において既往歴，また併存疾患として肺疾患のある場合には肺疾患関連検査を追加する必要がある．ウイルス性肝炎のスクリーニングについては生物学的製剤と同様に行う．

投与中は表 1 の右段にあるように，定期的に検

査を行う必要があるが，投与患者には原因不明の発熱，寝汗，体重減少，頸部/腋窩リンパ節腫脹があればすぐに受診することや，採血異常があった場合にはMTXの副作用を念頭に，我々が十分な留意をして早めに検査を追加して調べていく必要がある．

さらに注意すべき点として，腎機能が低下し，eGFRが30 mg/minの場合は投与禁忌であり，eGFRが60 mg/min未満では慎重投与となるため，低用量（6 mg/週以下）より開始を行うこととされている．表2にまとめたように，高齢者，低体重，腎機能低下，肺病変，アルコール常飲，鎮痛剤併用にもMTX投与では注意が必要である．投与日には禁酒，水分摂取を多めに行うよう指導することも重要となる．

またMTXを皮膚科医が安全に用いていくうえで，海外と異なるのは，皮膚科医が処方する場合には生物学的製剤使用承認施設に限定した使用が求められている点である．使用実態調査が承認施設で行われたこと，MTX使用増加が生物学的製剤との併用と関連している背景，そしてMTXは抗IL-23 p19抗体製剤などの新しい生物学的製剤よりも重篤な副作用が多い全身治療薬であることを踏まえた措置となっていると，乾癬性関節炎診療ガイドライン2019に記載されている[9]．

PsAにおけるMTX

PsAの治療方法については，表3にまとめるように多くの薬物療法があり，日本皮膚科学会乾癬性関節炎診療ガイドライン[9]のなかでMTXのPsAにおける有用性については，『CQ7メトトレキサート（MTX）はPsAの治療に有用か』の問いを挙げており，PsAの治療でMTXを治療薬の1つとして推奨するとし，特に末梢関節炎に対しては，全身治療の第一選択薬として考慮してよい（推奨度2，エビデンスレベルB）と記載されている．

末梢関節炎を主体とする早期PsA患者を対象とした試験は報告が少ないものの，海外のガイドラインでも，皮膚ならびに関節症状の両方に効果のある薬剤としてPsAの治療におけるMTXの位置づけは総じて高く，よく知られているGRAPPAの治療ガイドライン[10]では，末梢関節炎，指趾炎，付着部炎，体軸関節炎，皮膚乾癬，爪乾癬の6つの治療領域のうち，MTXの優先順位が最も高いのは末梢関節炎であり，次いで乾癬，爪乾癬，指趾炎でもMTXが上位に位置する．しかし体軸関節炎，付着部炎ではMTXの推奨度は低いとされる．EULARの治療ガイドライン[11]でも，末梢関節炎についてはNSAID単独使用を3か月以内にとどめ，MDA（最小疾患活動性）を目標としてMTXを開始し，3〜6か月間で治療効果を評価すべきであると記されている．2018年に公表されたACR/NPFの治療ガイドライン[12]では，末梢関節炎にはIL-17阻害薬やIL-12/23阻害薬よりMTXを含む経口DMARDの使用を優先し，そのなかでもMTXがNSAIDに優先されるとの記載がある．

またMTXによる骨破壊抑制に関しては，単一施設において1994年からの10年間と1993年までの15年間を後ろ向きに比較した2007年の観察研究で，より早期のPsA患者に，より高用量のMTXが導入されることで構造破壊が抑制されたと報告されている[13]．しかし，MTX単独療法による骨破壊進展抑制について，プラセボや生物学的製剤を含む他の治療と比較した明確なエビデンスはないのも事実である．

MTX併用による生物学的製剤の使用

乾癬に対するメトトレキサート使用症例全国調

表2．MTXの副作用危険因子

・高齢者
・低体重
・腎機能低下
・肺病変
・アルコール常飲
・NSAIDなどの複数薬物の内服

→2〜4 mg/週で開始し，慎重に増減

適宜，葉酸併用（5 mg/週）（葉酸/MTX比1以上は治療効果が減少）．MTX最終服用後24〜48時間以内に投与．最大投与量は少なめに設定．

表 3．PsA の治療方法と推奨度・エビデンスレベル（文献 9 より抜粋，一部改変）

治療法			関節症状への推奨度	エビデンスレベル	関節破壊抑制	皮疹への効果
薬物療法	局所療法	外用療法と湿布薬(NSAIDs)	2	C		
		ステロイド(関節内注射)	2	C		
	全身療法	消炎鎮痛剤(NSAIDs)	1	C		
		メトトレキサート(MTX)	2		△	○
		サラゾスルファピリジン(SASP)		B		
		ステロイド	2	C		○(非推奨)
		シクロスポリン(CyA)	2	B		◎
		PDE 阻害薬(アプレミラスト内服)	1	A		○
		レチノイド(エトレチナート)		C		◎
		生物学的製剤				
		TNF 阻害薬				
		インフリキシマブ	1	A	◎	◎
		アダリムマブ	1	A	◎	◎
		セルトリズマブ ペゴル		A	◎	◎
		IL-23p40 および p19 阻害薬				
		ウステキヌマブ	2	A	○	◎
		グセルクマブ	2	B		◎
		リサンキズマブ	2	C		◎
		IL-17 阻害薬				
		セクキヌマブ	1	A	○	◎
		イキセキズマブ	1	A	○	◎
		ブロダルマブ	2	B		◎

査において[8]，生物学的製剤との併用における MTX の有用性について，皮膚症状，関節症状，免疫原性低下の項目に分け，有用・やや有用・有用性なし・評価不能に分けたところ，有用またはやや有用を合わせた皮膚症状（90.3％），関節症状（79.8％），免疫原性低下（71.4％）の順であり，有用だけとっても免疫原性低下が 52.4％と最も高かった．また，MTX と併用された生物学的製剤としてはインフリキシマブ（IFX）が 51.6％と多く，次いでアダリムマブ 22.8％，ウステキヌマブ 9.6％，セクキヌマブ 9.6％，ブロダルマブ 1.8％，イキセキズマブ 0.5％であった．

IFX と MTX との併用は British Association of Dermatologists' guideline では，IFX に対する抗体産生を抑制することから，血中濃度が維持され，効果改善が期待される．使用される MTX は低用量であり，週に 7.5 mg としている．また European S3 guideline では，7.5〜10 mg/週の併用で IFX の長期の効果を維持するとされるが，乾癬での有用性や安全性は明らかではなく，推奨度は＋／－となっている．

乾癬性関節炎診療ガイドライン[9]の『CQ22 生物学的製剤に MTX を併用あるいは追加することは，生物学的製剤の単独使用よりも PsA の治療に役立つか』においては，TNF 阻害薬に MTX を併用することは，生物学的製剤の単独使用よりも抗薬物抗体（ATI）の産生を低下させ，それによって長期投与に伴う効果減弱（二次無効）を防止できる可能性がある（推奨度 2，エビデンスレベル C）としている．

RA に対する TNF 阻害薬の使用においては，MTX の併用が必須のキメラ型抗体製剤（IFX）の

みならず，ヒト化抗体製剤，ヒト型抗体製剤，受容体融合蛋白製剤のいずれにおいても ATI の産生抑制作用を含めた相乗的な有効性増強効果が認められるため，原則として MTX を併用することが我が国のガイドラインでも推奨されている[14]〜[16]．

一方，乾癬で MTX 併用による上乗せ効果が示されている生物学的製剤は，局面型乾癬（尋常性乾癬）におけるエタネルセプトのみであり[17]（ただし，国内では乾癬への適用なし），PsA についてはMTX 併用の有用性に関するエビデンスに乏しい[18]．しかし，TNF 阻害薬では IFX，アダリムマブ，エタネルセプトのいずれにおいても，高値の ATI 出現が血中薬剤濃度を低下させ，効果発現を阻害することが示されている[19]．PsA に対して TNF 阻害薬の使用時に MTX を併用することで，TNF 阻害薬に対する ATI ないしは中和抗体の産生を抑制し，TNF 阻害薬の継続率が向上するという報告がある[20]．

名古屋市立大学病院においても，IFX 投与中二次無効となった 21 例に対し，MTX の週 4〜6 mg の併用を行った[21]．二次無効となった時点で MTX を投与することで，徐々に PASI スコアの改善を認めた．IFX の血中濃度と ATI の発現の有無を考えるため，MTX 導入で皮膚症状が改善した 6 例の症例での検討では，3 例の症例で MTX 導入後 ATI 陽性が陰性となり，IFX 血中濃度については MTX 導入時 <0.1 と全例低下していたが，4 例で増加していることがわかった．IFX は，MTX と併用することで治療効果が持続し，継続率も高くなると考えられる．

また，アダリムマブにおいても，PsA における MTX 併用で ATI 産生が抑制されてアダリムマブの有効血中濃度が維持される結果，疾患活動性がより低下するという報告がある[22]．ただし骨破壊進展抑制について，TNF 阻害薬単独と MTX 併用とで比較した報告はあるが，併用の有効性を示す明確なエビデンスはない．TNF 阻害薬使用中に二次無効などによって MTX を上乗せした場合の効果回復については，RCT は存在しないが，局面

型乾癬[23]以外に PsA においても[24]，IFX に関する症例報告がある．MTX を使用していた症例で生物学的製剤を導入した場合は，少なくとも TNF 阻害薬開始時に MTX を中止する必要はないが，MTX をアダリムマブと併用する場合は，MTX がアンカードラッグとなっている RA でアダリムマブ 80 mg への増量との併用が承認されていないため（MTX 併用下でアダリムマブ増量の有用性を示すエビデンスがない），乾癬に対する場合も同様に，アダリムマブは保険上 40 mg を使用することが求められる[9]．またウステキヌマブについては，MTX 併用が及ぼすウステキヌマブ継続率や関節炎への効果の言及は少ない．他の IL-23 阻害薬（抗 IL-23 p19 抗体製剤）や IL-17 阻害薬を含めて，生物学的製剤に MTX を併用する有用性を示す RCT のエビデンスは存在しない．なお，2018 年の米国 ACR/NPF の治療ガイドライン[12]では，未治療の PsA に TNF 阻害薬を含めた生物学的製剤を開始する場合，そのリスクとベネフィットに鑑みて，MTX の併用よりも単独療法を推奨している．また，既に TNF 阻害薬を使用したが有効でないとき，TNF 阻害薬の単独療法であれば，そこに MTX を追加するよりも別の TNF 阻害薬への変更をより推奨している．MTX を生物学的製剤に併用する状況としては，MTX を既に使用していて効果不十分な場合，高度な皮疹がある場合，ぶどう膜炎の合併がある場合，また生物学的製剤のなかでは特に TNF 阻害薬である IFX やアダリムマブを用いる場合と記載している．

MTX による副作用・注意

2015 年の日本皮膚科学会メトトレキサート使用実態調査時[7]における，頻度の高い副作用は肝障害（49.2%）が最も多く，次いで骨髄抑制（18.0%），間質性肺炎（10.2%）であったが，2 回目の調査においても 319 症例のうち肝障害 64 例，血球減少，感染症が 12 例，間質性肺炎 7 例，リンパ増殖性疾患 4 例，腎障害 2 例と報告されている．また，生物学的製剤との併用で多く認められたの

表 4. MTX の副作用のまとめ

用量依存	副作用		発現時期
用量依存的	消化器粘膜	◎悪心, 胃痛, 食欲不振	開始時, 増量後 6 か月以内
		◎口内炎	
	血 液	◎汎血球減少	特徴なし
		◎白血球減少	
		◎大球性貧血	
		◎血小板減少	
	肝 臓	◎肝酵素上昇	開始時, 増量後 6 か月以内
		肝線維症	
		肝硬変	
用量非依存的	その他	皮疹	初期
		間質性肺炎	6 か月以内
		結節症 (nodulosis)	特徴なし
		リンパ増殖性疾患	3 年以降
		HB 劇症肝炎	中止後

◎：葉酸併用により減少

は感染症とリンパ増殖性疾患であった. 症例数は少ないながらも MTX 使用にあたり留意すべき副作用であり, 使用中のマネージメントが重要であると考えられる.

MTX の副作用の危険因子としては, 表 2 に挙げるものが知られている. また早期発見のための自覚症状としては, 発熱・咳嗽・息切れ・呼吸困難, 食欲不振・嘔吐・下痢・新たな口内炎・咽頭痛, 嘔気・倦怠感である. 対処については, 本邦の RA 治療における MTX 診療ガイドライン[16]が参考となる. 表 4 に挙げるように, 肝障害, 骨髄抑制, 消化器症状は用量依存的であり, 日本人に多く, 葉酸内服にて予防可能なものもある一方, 間質性肺炎, MTX 関連リンパ腫については用量非依存的であるため, 検査値のモニタリングが重要となる.

MTX 関連リンパ増殖性疾患 (MTX-LPD) について, 造血器とリンパ系組織腫瘍の WHO 分類 (2008)[25]によれば, 早期に発見して MTX を中止することによる退縮率は約 30% である. しかし, 自然退縮する患者の臨床病理学的特徴などで, 特にコンセンサスを得られているデータはないとされている. また RA 患者での検討では, MTX 開始から LPD 発症までの投与期間は 2 年以上が

90% 以上であったが, 必ずしも好発時期は明確ではないとされている. 早期発見の症状としては, 原因不明の発熱, 寝汗, 体重減少, 頸部/腋窩リンパ節腫脹, 白血球分画の異常, 貧血, 血小板減少, 高 LDH 血症, 活動性と相関しない CRP 上昇, sIL-2R 上昇が挙げられる. また, LPD はリンパ節外が原発となることもあり, 皮膚病変, 咽頭・扁桃病変, 軟部組織腫大, 異常肺陰影にも注意が必要である.

間質性肺炎は免疫応答と考えられ, 頻度は 1～7% といわれている. 危険因子は RA の場合では, 既存のリウマチ性肺障害, 高齢, 糖尿病, 低アルブミン血症, 過去の DMARD 使用歴が挙げられるが, 全くリスク因子のない症例に発症することも少なくないとされている[3].

妊娠中の使用については, 2014 年に北米奇形情報サービス (organization of teratology information specialists) と欧州奇形情報サービス (European network of teratology information services) の合同前向きコホート研究で, 妊娠初期曝露例の自然流産率 42.5%, 大奇形発生率 6.6% と, ともに有意なリスク上昇が示されており[26], 妊娠中の使用は禁忌である. 中止後に 1 回月経を見送った後に妊娠解禁とする[16]. 男性患者では妊娠

前の使用による有害事象は認められておらず，中
止の必要はないとされている．

　また授乳については，MTXの母乳中に移行し
た薬剤の影響は不明であることから，投与中の授
乳は避ける．

　小児については，成人のほうが小児に比べ忍容
性が低いとの報告があるので，10歳代半ば以上の
小児および生殖可能な年齢の患者に投与する必要
がある場合には，性腺に対する影響を考慮し，投与
量については特に注意が必要であると考えられる．

まとめ

　乾癬治療においては生物学的製剤という非常に
効果の高い治療選択肢が加わった現在でも，費用
面や合併症などのあらゆる問題から治療選択とな
らない場合もある．そういったなか，適応拡大と
なったMTXのような，以前より使用はされてき
たものの使用経験の少ない内服薬について，あら
ためてその必要性について考え，使用方法を見直
すことで，より高い診療能力を持って乾癬治療に
あたることができる．副作用のマネージメントを
行うことで，MTXの効果をどれだけ発揮できる
かが今後求められる．

文　献

1) Menter A, Korman NJ, Elmets CA, et al：Guidelines of care for the management of psoriasis and psoriatic arthritis：section 6. Guidelines of care for the treatment of psoriasis and psoriatic arthritis：case-based presentations and evidence-based conclusions. *J Am Acad Dermatol*, **65**：137-174, 2011.

2) Nast A, Gisondi P, Ormerod AD, et al：European S3-Guidelines on the systemic treatment of psoriasis vulgaris-Update 2015-Short version-EDF in cooperation with EADV and IPC. *J Eur Acad Dermatol Venereol*, **29**：2277-2294, 2015.

3) Smith CH, Jabbar-Lopez ZK, Yiu ZZ, et al：British Association of Dermatologists guidelines for biologic therapy for psoriasis 2017. *Br J Dermatol*, **177**：628-636, 2017.

4) Nast A, Amelunxen L, Augustin M, et al：S3 Guideline for the treatment of psoriasis vulgaris, update—Short version part 1—Systemic treatment. *J Dtsch Dermatol Ges*, **16**：645-670, 2018.

5) 大河原　章：Methotrexate と乾癬の治療．皮膚臨床，**20**：789-794，1978.

6) Roenigk HH Jr, Auerbach R, Maibach HI, et al：Methotrexate in psoriasis：revised guidelines. *J Am Acad Dermatol*, **19**：145-156, 1988.

7) 大槻マミ太郎，五十嵐敦之，中川秀己：日本皮膚科学会医療問題検討委員会：皮膚科におけるメトトレキサート使用実態調査—日本皮膚科学会による生物学的製剤使用承認施設を対象としたアンケート調査—．日皮会誌，**125**：1567-1571，2015.

8) 大槻マミ太郎，五十嵐敦之：日本皮膚科学会医療問題検討委員会：乾癬に対するメトトレキサート使用症例全国調査—日本皮膚科学会による生物学的製剤使用承認施設を対象とした使用実態調査その2—．日皮会誌，**128**：169-176，2018.

9) 日本皮膚科学会乾癬性関節炎診療ガイドライン作成委員会：乾癬性関節炎診療ガイドライン2019．日皮会誌，**129**：2675-2733，2019.

10) Coates LC, Kavanaugh A, Mease PJ, et al：Group for Research and Assessment of Psoriasis and Psoriatic Arthritis 2015 Treatment Recommendations for Psoriatic Arthritis. *Arthritis Rheumatol*, **68**：1060-1071, 2016.

11) Gossec L, Smolen JS, Ramiro S, et al：European League Against Rheumatism（EULAR）recommendations for the management of psoriatic arthritis with pharmacological therapies：2015 update. *Ann Rheum Dis*, **75**：499-510, 2016.

12) Singh JA, Guyatt G, Ogdie A, et al：Special Article：2018 American College of Rheumatology/National Psoriasis Foundation Guideline for the Treatment of Psoriatic Arthritis. *Arthritis Rheumatol*, **71**：5-32, 2019.

13) Chandran V, Schentag CT, Gladman DD：Reappraisal of the effectiveness of methotrexate in psoriatic arthritis：results from a longitudinal observational cohort. *J Rheumatol*, **35**：469-471, 192, 2008.

14) 一般社団法人日本リウマチ学会（編）：関節リウマチ診療ガイドライン2014，メディカルレビュー社，2014.

15) Kameda H, Fujii T, Nakajima A, et al：Japan College of Rheumatology guideline for the use of methotrexate in patients with rheumatoid arthritis. *Mod Rheumatol*, **29**：31-40, 2019.

16) 日本リウマチ学会MTX診療ガイドライン策定小委員会(編)：併用療法におけるMTX. 関節リウマチ治療におけるメトトレキサート(MTX)診療ガイドライン2016年改訂版, 羊土社, pp. 31-33, 2016.

17) Gottlieb AB, Langley RG, Strober BE, et al：A randomized, double-blind, placebo-controlled study to evaluate the addition of methotrexate to etanercept in patients with moderate to severe plaque psoriasis. *Br J Dermatol*, **167**：649-657, 2012.

18) Behrens F, Cañete JD, Olivieri I, et al：Tumour necrosis factor inhibitor monotherapy vs combination with MTX in the treatment of PsA：a systematic review of the literature. *Rheumatology*(Oxford), **54**：915-926, 2015.

19) Zisapel M, Zisman D, Madar-Balakirski N, et al：Prevalence of TNF-α blocker immunogenicity in psoriatic arthritis. *J Rheumatol*, **42**：73-78, 2015.

20) Fagerli KM, Lie E, van der Heijde D, et al：The role of methotrexate co-medication in TNF-inhibitor treatment in patients with psoriatic arthritis：results from 440 patients included in the NOR-DMARD study. *Ann Rheum Dis*, **73**：132-137, 2014.

21) 森田明理：【皮膚科で使うMTXの完全マニュアル】生物学的製剤併用下におけるMTXの有用性. *J Visual Dermatol*, **18**(1)：36-39, 2019.

22) Vogelzang EH, Kneepkens EL, Nurmohamed MT, et al：Anti-adalimumab antibodies and adalimumab concentrations in psoriatic arthritis；an association with disease activity at 28 and 52 weeks of follow-up. *Ann Rheum Dis*, **73**：2178-2182, 2014.

23) Adişen E, Aral A, Aybay C, et al：Anti-infliximab antibody status and its relation to clinical response in psoriatic patients. *J Dermatol*, **37**：708-713, 2010.

24) Nonomura Y, Otsuka A, Miyachi Y, et al：Efficacy of additional methotrexate as a maintenance treatment in a Japanese patient with psoriatic arthritis refractory to infliximab monotherapy. *J Dermatol*, **39**：954-955, 2012.

25) Gaulard P, et al：International Agency for Reseach on Cancer：Other iatrogenic immunodeficiency-associated lymphoproliferative disorders. WHO Classification of Tumours of Haematopoietic and Lymphoid Tissues, WHO PRESS, Geneva, pp. 350-351, 2008.

26) Weber-Schoendorfer C, Chambers C, Wacker E, et al：Pregnancy outcome after methotrexate treatment for rheumatic disease prior to or during early pregnancy：a prospective multicenter cohort study. *Arthritis Rheumatol*, **66**：1101-1110, 2014.

MB Derma, 302：35-43, 2020.

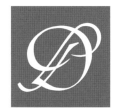

◆特集／詳しく知りたい！新しい皮膚科の薬の使い方

帯状疱疹に用いられる抗ウイルス薬

伊藤宏太郎*　　今福信一**

Key words：水痘・帯状疱疹ウイルス(varicella zoster virus：VZV)，帯状疱疹後神経痛(post-herpetic neuralgia；PHN)，核酸類似体(nucleoside analog)，アシクロビル脳症(aciclovir encephalopathy)，透析患者(dialysis patient)

Abstract　帯状疱疹は水痘・帯状疱疹ウイルスの再活性化により体表に生じる帯状の水疱性疾患で，頻度の高い感染症であるが，ときに大きな合併症を併発することがある．治療の目標は病悩期間を短縮し重症化を防ぎ，またできるだけ合併症を少なくすることにある．治療は早期に適切な抗ウイルス薬を選択し，必要ならその他の支持療法を行う．現在は5種類の抗ウイルス薬があり，患者の年齢や基礎疾患，腎機能，皮疹・疼痛の重症度などを勘案し，適切な薬剤とその投与経路を選択する．ここではそれぞれの抗ウイルス薬の特徴と，薬剤選択のポイントや処方のコツについて述べる．

はじめに

帯状疱疹は小児期に水痘として感染し，脳脊髄の知覚神経節に潜伏感染していた水痘・帯状疱疹ウイルス(varicella zoster virus：VZV)の再活性化で生じるウイルス感染症である．小児から高齢者まで幅広く患者は存在するが，疫学的には50歳を境に発症率が急に上昇し，80歳までに3人に1人が罹患する common disease である[1]．帯状疱疹は基本的には予後良好で，皮疹は抗ウイルス薬にて通常約2週間で治癒する．しかし，ときに帯状疱疹後神経痛(post-herpetic neuralgia；PHN)という長期に続く痛みを残す．また，発症部位の近傍にある臓器に障害を与える場合もあり，運動神経麻痺，顔面神経麻痺(ハント症候群)，髄膜炎，結膜炎，急性網膜壊死，難聴，めまい，排尿障害，皮疹部の醜い瘢痕などを生じ，一部のものは不可

逆となることがある．抗ウイルス薬は高い効果があるが，薬剤性の腎障害や脳症などのリスクがあり，十分な知識を要する．このような疾患と薬剤の特性をよく理解したうえで，早期に適切な抗ウイルス薬を選択し，併せて適切な患者指導を行う必要がある．今回の抗ウイルス薬のレビューが日常診療の一助となれば幸いである．

帯状疱疹に使用可能な抗ウイルス薬

ウイルスは核酸とタンパクからなる高分子の化合物であり，我々の体の細胞に侵入し，細胞内で自身を複製することで増殖する．抗ウイルス薬の作用はウイルスの複製を抑制するものであり，現在の抗ウイルス薬はいずれもVZVのDNA複製を阻害する[2]．帯状疱疹に保険適用されている抗ウイルス薬は，従来から使用されてきた核酸類似体(後述)であるアシクロビル(ACV)，ビダラビン(Ara-A)，バラシクロビル(VACV)，ファムシクロビル(FCV)に加え，既存薬とは機序の異なるヘリカーゼ・プライマーゼ阻害薬であるアメナメビル(AMNV)が使用可能となり，現在5種類となった(表1)．

* Kotaro ITO，〒873-0002 杵築市南杵築3-1　伊藤皮膚科，副院長/福岡大学医学部皮膚科，非常勤講師
** Shinichi IMAFUKU，福岡大学医学部皮膚科，教授

表 1.

	代表的な先発品名	発売年	作用機序	剤　型	標準的な1回投与量	標準的な投与回数（腎機能正常者）	投与日数
点滴製剤							
ビダラビン（Ara-A）	アラセナ-A®	1984年	核酸類似体	注射液	5～10 mg/kg	1 回	5 日間
アシクロビル（ACV）	ゾビラックス®	1985年	核酸類似体	注射液	5 mg/kg	3 回	7 日間
経口剤							
アシクロビル（ACV）	ゾビラックス®	1988年	核酸類似体	錠剤，顆粒，シロップ，ゼリー	200 mg 1 回 4 錠	5 回	7 日間
バラシクロビル（VACV）	バルトレックス®	2000年	核酸類似体	錠剤，顆粒，粒状錠	500 mg 1 回 2 錠	3 回	7 日間
ファムシクロビル（FCV）	ファムビル®	2008年	核酸類似体	錠剤	250 mg 1 回 2 錠	3 回	7 日間
アメナメビル（AMNV）	アメナリーフ®	2017年	ヘリカーゼ・プライマーゼ複合体を阻害	錠剤	200 mg 1 回 2 錠	1 回	7 日間
外用薬							
ビダラビン（Ara-A）	アラセナ-A®	2001年	核酸類似体	軟膏，クリーム	適量	1～4 回	規定なし

	腎機能による用量調節	薬剤性脳症・神経症状のリスク	小児への適応	併用禁忌薬	薬価（5～7 日間の3 割負担でかかる費用）	後発品
点滴製剤						
ビダラビン（Ara-A）	慎重投与	あり	慎重投与	ペントスタチン	300 mg で 5,996 円（5 日間で 8,994 円）	あり
アシクロビル（ACV）	必要	あり	あり	なし	250 mg で 1,676 円（10,558 円）	あり
経口剤						
アシクロビル（ACV）	必要	あり	あり	なし	200 mg で 95.1 円（3,994 円）	あり
バラシクロビル（VACV）	必要	あり	あり	なし	500 mg で 359.6 円（4,530 円）	あり
ファムシクロビル（FCV）	必要	低い	安全性は確立していない	なし	250 mg で 380.7 円（4,796 円）	あり
アメナメビル（AMNV）	不要（透析患者のデータはない）	なし	安全性は確立していない	リファンピシン	200 mg で 1411.9 円（5,929 円）	なし
外用薬						
ビダラビン（Ara-A）	不要	なし	添付文書上の記載なし	なし	261.9 円（2 本使用で 157 円）	あり

抗ウイルス薬の変遷

剤形では，1984 年に発売された Ara-A と翌年に発売された ACV はともに点滴静注製剤であり，その後，Ara-A は帯状疱疹の外用薬としても開発された（ACV にも外用薬は存在するが，保険適用は単純疱疹のみである）．ACV は腎機能に合わせて1日に1～3回の投与が必要とされるため，基本的には入院にて使用された．

Ara-A は1日に1回の点滴で治療効果が得られるため，クリニックなどの外来治療で使用されるケースもあった．しかし，Ara-A は厳密にはその効能効果に「免疫抑制患者における帯状疱疹」という但し書きがあったこと，最初に発売された製剤が極めて溶けにくく，準備に時間がかかったことなどから徐々に ACV が治療の大部分を占めるようになっていった．2002 年に溶解性のよい製剤へ改良されたが，あまり普及していない．

その後発売された薬剤はすべて内服薬となる．経口 ACV は最初に発売されたが，経口吸収が悪く，1日5回の内服が必要であった．また，錠剤が非常に大きく飲みにくいこともあり，外来治療では服薬コンプライアンスの維持が難しかった．ACV 内服薬の改善版として 2000 年に発売された，ACV のプロドラッグである VACV では，より早い血中濃度の上昇が確認されている[3]．続いて，VACV と同様に経口プロドラッグで吸収のよい FCV が発売され，その使用頻度も徐々に増加してきた．これらの薬剤の発売により，従来の経口 ACV は帯状疱疹の治療にほとんど用いられなくなった．現在では VACV，FCV ともに後発薬が発売され多く使用されている．また，2017 年に発売された全くの新規作用を持つ AMNV は，腎機能に基づく用量調節が不要であり，また1日1回の投与で有効血中濃度を維持できるため，経口薬のなかでのシェアが増えてきている．

ACV 点滴薬は VACV より早い血中濃度の上昇が確認されている[4]が，一般的な症例で内服薬と点滴薬の臨床効果の差を明確に示した臨床試験はない．優れた内服薬の出現で経験的に十分な治療が可能となった現在は，帯状疱疹のクリニックでの診療が浸透してきた．以下に各薬剤の詳細な性質を示す．

抗ウイルス薬の特性

1．アシクロビル（ACV）

Ara-A に次いで発売された点滴薬であり，その後，内服薬（錠剤，顆粒，シロップ，ゼリーの4剤型）も発売されている．抗ウイルス薬のうち核酸に似た構造を持つものは核酸類似体（アナログ）と呼ばれる．後述する AMNV 以外の抗ウイルス薬はすべて核酸類似体であり，VZV 自身がコードする DNA ポリメラーゼに取り込まれ，DNA 伸長反応を阻害することでウイルス増殖を抑える．ACV は VZV の感染した細胞内で VZV 自身のチミジンキナーゼによって3リン酸化されて活性型となる．したがって正常細胞にはほとんど影響が

なく，安全に高用量での投与が可能で高い効果をもたらす．安全性については，ACV の主な排泄経路は腎臓であり，薬剤性の腎障害を惹起する可能性に注意が必要である．腎障害の機序は，腎尿細管内での ACV 濃度が溶解度を超えて結晶化し，尿細管の閉塞を起こすためと考えられている．現時点では，後述する AMNV 以外の抗ウイルス薬はすべて腎排泄型であり，使用時は患者の腎機能に合わせた用量調整が必要となる．腎機能の最も簡便な指標は血清クレアチニン濃度であるが，筋肉量の少ない女性や高齢者では実際の腎機能を反映しないことも多く，50歳を超える患者では推算糸球体濾過率（eGFR）を指標とすることが推奨され，eGFR が 60 未満であれば用量調整が必要となる．腎機能低下患者における腎排泄型の抗ウイルス薬投与中には飲水量，尿量に加え，吐き気などの自覚症状の有無，NSAIDs などの併用薬剤による腎血流低下に注意する．また，ACV では過量投与により精神神経症状を引き起こすことが多く報告され，「ACV 脳症」と称される．ACV 脳症は腎機能低下患者に多くみられ，腎排泄遅延による薬剤血中濃度の過度な上昇に起因すると考えられており，飯嶋ら[5]は，ACV の血中濃度が 2 μg/mL 以上で脳症を発症し得ると報告している．透析患者において発症リスクが高く，特に腹膜透析患者では注意が必要である．ACV の血液透析による除去率は 60% と高率だが，腹膜透析では 8〜29% と総じて低い[6]．しかし，脳症発症前に腎機能障害がみられていない症例も散見され，脳症の発症を単純に ACV 血中濃度の上昇のみでは説明できない例もある．東川ら[7]は，実際に透析患者における帯状疱疹で ACV 脳症発症群と非発症群で血中 ACV 濃度を測定し，ACV 血中濃度については両群で有意差がみられなかったと報告している．このため現在では，脳症の発症に関与しているのは ACV そのものではなくその代謝産物であると考えられており，この研究においても ACV の代謝産物である CMMG（9-carboxymethoxymethylguanine）濃度が脳症発症群で有意に高くなると報告

されている．さらに Helldén らは[8]，脳脊髄液中の CMMG が精神神経症状を呈したもののみにみられ，その濃度は患者の血清濃度に相関することを明らかにした．ACV から CMMG へは ALDH2（aldehyde dehydrogenase 2）と呼ばれる酵素が代謝するが，ALDH2 には活性をほとんど欠損する遺伝子多型（ALDH2*2）が存在するため，ACV の代謝能力には個体差が大きい[9]．ACV は腎機能に合わせた用量調整が重要であるが，稀に遺伝子多型により添付文書通りの用法用量でも脳症のリスクがあることを認識し，患者の様子を注意深く観察することが重要である．ACV には併用禁忌薬はないが，プロベネシド，シメチジン，ミコフェノール酸モフェチル，テオフィリンは併用注意薬とされており，なかでもテオフィリンには注意が必要である．機序は不明であるが，ACV がテオフィリンの代謝を阻害し，血中濃度が上昇するため悪心や嘔吐などのテオフィリン中毒症状を生じることがあり，喘息で加療中の患者では併用薬に注意する必要がある．

ACV の内服薬は帯状疱疹に初めて使用可能となった薬剤であるが，生体内利用率が 10～20％と低いため，有効血中濃度の維持のために 1 日 5 回の内服を必要とした．質の高いプロドラッグが発売された現在では帯状疱疹に対する有用性は低く，あまり用いられていない．

2．ビダラビン（Ara-A）

帯状疱疹に初めて使用可能となった点滴薬であり，また外用薬としても使用されている．作用機序として Ara-A は，宿主の細胞由来チミジンキナーゼにより三リン酸化され活性型となる．活性型の Ara-A は，デオキシアデノシン三リン酸と類似構造となり，競合的にウイルスの DNA 合成を阻害する．ACV との一番の違いは VZV に対する選択性の差で，Ara-A は ACV と異なり宿主の酵素により活性体となるため，すべての細胞で活性型になり，ACV と比較し正常細胞への影響が大きく副作用が出やすいと考えられている[10]．Ara-A の点滴薬は 1 日 1 回で治療効果が得られるため，

現在でもクリニックにおける外来治療や ACV が副作用などで使用困難な例で使用されている．また ACV と比べて腎代謝率が低いため，腎機能障害患者に選択されることも多い[11]．しかし，保険適用病名に「免疫抑制患者における帯状疱疹」という但し書きがあることや神経毒性などの副作用には注意が必要である．副作用としては，抗がん剤であるペントスタチン製剤との併用で生じる肝不全，腎不全，神経毒性が有名であり添付文書上でも注意喚起されているが，特に神経毒性については健常人であっても注意が必要で，腎機能が低下している高齢者などでは 0.1～5％で振戦，四肢のしびれ，意識障害などの精神神経症状が起こり得るとされている．精神神経症状のなかでは振戦が最も頻度が高く特徴的な所見とされ，Ara-A 投与中は振戦の有無を注意深く観察し，症状出現時は可及的速やかに中止する必要がある[12]．米国では効果と安全面より 1992 年から使用が中止となっている[13]．宿主の細胞よりも VZV の DNA ポリメラーゼにより親和性が高いため，ある程度選択性はあり安全性に大きな問題はないが，現在では ACV の優れた効果と安全性から，ACV が使えない場合の代替薬としての役割に留まるといえる．

外用薬については目立った副作用もなく，保険的に抗ウイルス薬の併用が認められている県では点滴もしくは内服に外用薬が併用されている場合があるが，外用薬の併用による上乗せ効果についてはエビデンスがない．また，外用薬はあくまで表皮や毛包に感染した VZV がターゲットであり，神経，血管壁，リンパ球などに感染している VZV には効果はないため，外用薬の単独での使用は推奨されない．

3．バラシクロビル（VACV）

ACV の経口吸収性を高めたプロドラッグであり，肝で加水分解された後に ACV として抗ウイルス作用を示す．現在まで錠剤のほかに顆粒，粒状錠の 3 剤型が発売されている．生体内利用率が ACV と比して 54.2％と改良されており，腎機能正常者においては 1 日 3 回の内服で ACV と同等

の効果が得られ，さらに帯状疱疹患者1,141名を対象とした臨床試験においては，ACVよりも帯状疱疹関連疼痛の改善に優れていることが示された[14]．副作用としては，VACVの使用頻度が高いことも影響していると思われるが，抗ウイルス薬のなかでVACVによる脳症報告が最も多く[15]，添付文書通りの減量を行っても脳症例が後を絶たないため，2007年には添付文書改訂にてさらなる減量，投与間隔の延長が指示されている．水痘，帯状疱疹のみならず単純疱疹，造血幹細胞移植における単純疱疹の発症抑制，性器ヘルペスの再発抑制療法についても保険適用されており，現在でも重要な薬なので，用法用量に注意し使用することが大事である．

4．ファムシクロビル（FCV）

2008年に発売されたFCVはプリン骨格を有する新規化合物であり，肝臓でペンシクロビルに代謝され，抗VZV作用を示すプロドラッグである．本邦ではVACVに遅れて発売されたが，世界的にはFCVが先駆けて使用されており内服薬におけるシェア率も高い．生体内利用率が77％と高く，VACVと同様に1日3回の内服で有効血中濃度を維持できる．FCVの in vitro での3つの特徴として，VZVチミジンキナーゼへの高い親和性，短い最高血漿中濃度到達時間（T-max），長い細胞内半減期が挙げられる．FCVはACV，VACVと同様にVZV感染細胞内においてチミジンキナーゼによりリン酸化され活性体になるが，ペンシクロビルとチミジンキナーゼの親和性がACVの約100倍と高い[16]ため，速やかにリン酸化が行われる．またACV，VACVと比較しT-maxが短く早期からの抗ウイルス作用が期待でき，さらに，ペンシクロビルのウイルス感染細胞内の半減期は9.1時間とACVの0.8時間と比べて長いため，血漿中から薬剤が消失した後も細胞内で長期間の抗ウイルス作用の持続が期待できる．臨床試験における効果はVACVと同等である[16]．安全性についてはACV，VACVと同様に腎排泄型の薬剤であり，腎機能に応じた用量調節が必要であるが脳症

の報告例は少ない．これは，前述の通り脳症はACVの代謝産物であるCMMGの関与が大きく，FCVは代謝物としてCMMGを産生しないため[17]と考えられる．ただし，発売から2016年までに脳症が疑われる報告が6例みられたため，2016年の添付文書改訂にて副作用に脳症が記載追加となっており，頻度は低いものの脳症の発現に注意が必要である．その他の副作用においてもACVとの比較試験では有意差は認められていない[18]．単純疱疹にも保険適用されており，2019年には再発性単純疱疹に対するPIT（patient initiated therapy）による短期間投与も可能となった．患者が初期症状を感じた時点で内服できるため，早期に十分量の抗ウイルス薬が投与可能となり，皮疹の早期治療につながると期待されている．現時点では後発医薬品にはPITの適応はない．FCVは疾患や治療法により投与量や回数が異なり注意を要する．

5．アメナメビル（AMNV）

2017年に世界に先駆け本邦で発売された新規作用機序の抗VZV薬である．前出の核酸類似体はウイルスDNAの開裂（二本鎖がほどけて一本鎖になる）後，VZV-チミジンキナーゼが転写，翻訳されて酵素活性を発揮し，それによって活性型に変化し，活性型の細胞内濃度が上昇すると競合的にDNA合成を阻害する．したがって，効果発現にはウイルスタンパクの合成が進行する必要があり，一定の時間がかかる．一方，AMNVのターゲットはVZVのヘリカーゼ・プライマーゼ複合体である．ヘリカーゼ・プライマーゼはウイルスの増殖過程でDNAの開裂と複製の起点となるRNAプライマーの合成を担う酵素である．この酵素はウイルスの二本鎖をほどくヘリカーゼ活性と，ほどけた後のDNA複製に関与するプライマーゼ活性を持つため，AMNVは二本鎖がほどけた後にも作用点を持つ．AMNVは培養細胞上での抗ウイルス活性（50％効果濃度：EC50）は高く，ACVと比較し1/31〜1/76の低い濃度でも十分な薬理作用を示す[19]．AMNV以外の抗ヘルペスウイルス剤はすべて腎排泄型であるが，本剤は大部分

（74.6％）が肝臓で代謝され胆汁から糞便中に排泄されるため，腎機能による血中濃度への影響が少なく腎機能に合わせた用量調節を必要としない．ただし，現時点では透析患者は臨床試験に含まれていない．また VACV，FCV は1日3回の内服が必要であったが，本剤は1日1回で長時間有効血中濃度を維持できる．臨床試験は本邦でのみ行われており，VACV との二重盲検比較試験において投与開始4日目までの新皮疹形成停止率で AMNV の VACV に対する非劣性が証明された[19]．さらに層別解析では，発症後24時間以内の患者群では新皮疹形成停止率が AMNV 群 75.0％と，VACV 群 53.3％を有意に上回っており（マルホ社内資料：承認時評価資料より），より早期の宿主の免疫が立ち上がっていない状態においても強い抗ウイルス増殖抑制効果が期待できる．AMNV と PHN 発症率のデータは本剤が発売後間もないこともあり少ないが，佐藤[20]は514症例の検討で VACV，FCV と比較して差がなかったと報告している．安全性についても前述の臨床試験[19]において VACV 群と有意差はなく，死亡例を含む重篤な副作用はみられていない．米国での開発段階で血小板減少例が報告され懸念されたが，本邦での発売後の実績ではごく少数であり，帯状疱疹自体で血小板が減少することもときにあり[21]，薬剤性ではないと考えられる．併用薬ではリファンピシンが併用禁忌となっている．また，CYP3A で代謝されるため併用注意薬も複数存在するが，基本的には併用により AMNV または併用薬の血中濃度を下げる方向に働くため，薬物濃度上昇に起因する副作用は出現しにくいと考えられている[22]．使用頻度が高い併用薬のなかでは，シクロスポリン内服中の患者では AMNV の血中濃度低下による抗ウイルス作用の効果減弱，カルバマゼピンやフェノバルビタールなど抗てんかん薬を服用中の患者では抗てんかん薬の血中濃度低下によるてんかん発作誘発，また，グレープフルーツジュースでの服用は唯一本剤の血中濃度が上昇する可能性があり注意が必要である．

AMNV は食事の影響を受けやすい．海外健康成人を対象とした試験で AMNV の C-max および AUC は，食後投与に比べて空腹時投与で約 0.64 倍および 0.52 倍と大きく減少しており（アメナリーフ®錠 200 mg 総合製品情報概要より），空腹時での内服は避けるよう指導する．AMNV は腎機能による用量調整が不要で ACV 脳症のリスクがないといった安全面での優位性があり，また，理論的にはより早期のウイルス増殖抑制も期待でき，今後使用頻度が増加する薬剤であると思われる．

薬剤選択のポイント

1．外来か入院か

中等症までの帯状疱疹では外来診療が可能で，VACV，FCV，AMNV の内服薬3剤を選択するのが一般的である．一方，皮疹が重度，散布疹を伴う，重症化が予測される免疫不全者，合併症のリスクが高い例（脆弱な高齢者など）では経過観察を兼ねた入院治療が選択肢となり，効果・安全性の両面より ACV の点滴薬が選択される場合が多い．点滴薬のメリットは，投与後速やかにかつ確実に有効血中濃度が得られることである．

内服薬でのポイント

1．効　果

内服薬について，国内の臨床試験での比較で臨床効果の主要評価項目で有意な違いを示した報告はないが，コンプライアンスの点で明らかに劣る ACV は選択しにくい．層別解析では，前述のように AMNV はより早期のウイルス増殖抑制効果が期待されている．

2．安全性

大多数の健常な患者に対して，ACV，VACV，FCV，AMNV ともに安全性に問題はない．

3．腎機能低下患者（透析患者を除く）

腎機能障害が明らかな患者については，ACV，VACV，FCV は腎濾過量に応じた減量投与が必要である．健常人でも帯状疱疹発症時には発熱や食

欲低下による脱水など普段と違う状態が生じている場合もあり、尿量や飲水状態の問診が重要である。ACV, VACV には直接的な腎障害作用はないが、帯状疱疹時に脱水などにより腎の濾過量が低下していると、尿細管中で濃度が高まり、結晶として析出して急性尿細管壊死による急速な腎障害をきたす場合がある。規定通り減量しても脳症を生じる場合もあり、できれば腎障害患者は腎臓内科医と密に連携をとって投与するのが望ましい。また、後述する高齢者でも見かけより実際の腎のクリアランスは低下しており、注意が必要である。自動車運転への注意喚起も必要となり ACV, VACV には自動車運転について、「腎機能障害患者では、特に意識障害等があらわれやすいので、患者の状態によっては従事させないよう注意すること」と明記されている。その点で AMNV の血中濃度は高度腎障害患者でも大きな変化はなく、腎障害患者においては安全面で有利といえる。

4．透析患者

透析患者では ACV 脳症のリスクが高いため、FCV, AMNV の優先度が高いと考えられる。また、腹膜透析は血液透析より ACV 脳症のリスクが高いため、より注意が必要である。AMNV はいまだ透析患者でのデータがないため慎重な検討が必要となる。今後、AMNV の症例蓄積が望まれる。

5．小児の治療

小児に関しては FCV, AMNV は剤型が錠剤のみであり、添付文書上の小児用量の記載もなく、用量調節が困難であり使用しにくい。

ACV, VACV は小児への投与量が明示されており、剤型が顆粒、ドライシロップのほかに後発品として服薬しやすいゼリー、粒状錠など豊富であり、小児や錠剤の嚥下が困難な患者でよい適応となる。粒状錠は唾液や水分で錠剤表面がゲル化する技術を用いられており、VACV の欠点である苦みを感じずに服用しやすい。

6．妊婦の治療

妊婦においては ACV, VACV は過去の妊婦での使用例も多く、経験の少ない新しい薬よりも使いやすい。もともと ACV, VACV はウイルスに感染した細胞でしか DNA 合成阻害作用を持たないので、妊婦でも強い懸念は少なく、妊娠第 2, 第 3 三半期では安全に使用できるとされていた。器官形成期については、感染細胞内で活性型に変化した後、細胞の壊死などで細胞外へ流出する可能性（bystander effect）が残されているので積極的に投与が行われていなかったが、後ろ向きの大規模調査[23]により ACV, VACV については第 1 三半期の投与も催奇形性の上昇はみられず、治療による十分な恩恵があると考えられるようになった。

FCV, AMNV についてはいまだ十分な実績がないので、妊婦への投与は ACV, VACV が望ましい。

7．高齢者の治療

高齢者では見かけよりも腎濾過量が低下していて、また疾病時に脱水を伴っている場合も多く、潜在的な腎機能低下を考えて治療を計画する必要がある。その点では第一選択として AMNV の投与が望ましい。錠剤の大きさも選択のポイントとなる。高齢者は大きな錠剤を内服しにくく、VACV の先発品や AMNV は比較的錠剤が大きく内服しにくいと訴える患者も経験する。投与回数では VACV, FCV の 1 日 3 回に対して、1 日 1 回の AMNV に大きなアドバンテージがある。高齢者は合併症も多く、AMNV ではリファンピシンを内服中かどうかのチェックは必要となる。

8．外用薬での治療

外用薬については帯状疱疹の保険が適用されているのは Ara-A のみであるが、皮膚以外でのウイルス増殖抑制は期待できないこと、内服に比較して頻回の外用はコンプライアンスが悪いことなどから有用性は高くない。安易な使用は控えるべきである。

処方する際のコツ

帯状疱疹の抗ウイルス薬はウイルス増殖抑制を作用機序とするものであり、既に感染して破綻し

かけている細胞には効果に乏しい．したがって，機序的に臨床効果の発現までに2〜3日を要する例もある．発症早期に投薬開始した場合には治療中にもかかわらず皮疹が増悪するようにみえる例がみられ，初診時に十分な説明がなされていないと患者は不満を持つ．初診時に大まかな見通しを患者に伝えておくことは重要で，また可能であれば2〜3日後に再診を指示し，皮疹・疼痛の経過を観察することが望ましい．薬価についても説明不足が患者の不満につながる．先発品のFCVまたはAMNVを1週間処方した場合，3割負担でそれぞれ約5,000円，6,000円の薬剤費となる．初診料，血液検査などの費用を加えると初診時の支払いが1万円を超える場合もある．費用についても説明し，患者によっては1週間分をまとめて処方しないなどの配慮も必要である．また，AMNV以外は後発品があり，先発品の半額以下のものもあり，その使用も検討されるべきである．

　PHNの残存は患者のQOLを大きく低下させる．どんなに適切な時期に最適な治療を行っても一定数ではPHNが残存する．発症後早期の患者のみを対照とした臨床試験の実薬群でも一定数のPHNが発症しているので，すべての患者にPHNの可能性を説明しておく必要がある．FCVを投与した日本人帯状疱疹患者を疼痛消失までの1年間追跡したFAMILIAR studyでは，PHNは65歳以上，皮疹が重症，初診時の疼痛が重度であることがリスク因子と証明された[24]．抗ウイルス薬がPHNの残存を減少させる証拠はないとされているが[25]，各種のプラセボ対照臨床試験やFAMILIAR studyの結果から考えれば，皮膚症状をより軽症に抑制することは最終的なPHN残存の確率を下げると考えられる．適切な抗ウイルス薬を早期から使用し，同時に各種鎮痛剤を用いた疼痛コントロール，安静や局所の保温などの生活指導を行っていくことが肝要だろう．帯状疱疹はありふれたcommon diseaseであるが，患者の皮膚と神経に一生治らない傷を残すserious diseaseでもあることを忘れてはならない．

文　献

1) Toyama N, Shiraki K : Epidemiology of herpes zoster and its relationship to varicella in Japan : A 10-year survey of 48,388 herpes zoster cases in Miyazaki prefecture. *J Med Virol*, **81** : 2053, 2009.

2) 今福信一：【帯状疱疹のトータルケアと合併症対策】抗ウイルス薬による帯状疱疹の治療―作用機序と臨床のエビデンス―．*MB Derma*, **241** : 17-25, 2016.

3) Weller S, et al : Pharmacokinetics of the acyclovir pro-drug valaciclovir after escalating single- and multiple-dose administration to normal volunteers. *Clin Pharmacol Ther*, **54**(6) : 595-605, 1993.

4) Höglund M, et al : Comparable aciclovir exposures produced by oral valaciclovir and intravenous aciclovir in immunocompromised cancer patients. *J Antimicrob Chemother*, **47**(6) : 855-861, 2001.

5) 飯嶋　睦ほか：Valaciclovirにより精神神経症状を呈した透析患者の1例．神経内科，**58** : 327-329, 2003.

6) Boelaert J, Schurgers M, Daneels R, et al : Multiple dose pharmacokinetics of intravenous acyclovir in patients on continuous ambulatory peritoneal dialysis. *J Antimicrob Chemother*, **20** : 69-76, 1987.

7) 東川竜也ほか：透析患者におけるACV代謝産物CMMGのACV脳症への関与．医療薬学，**33** : 585-590, 2007.

8) Helldén A, et al : The aciclovir metabolite CMMG is detectable in the CSF of subjects with neuropsychiatric symptoms during aciclovir and valaciclovir treatment. *J Antimicrob Chemother*, **57**(5) : 945-949, 2006.

9) Harada S : Genetic polymorphism of alcohol metabolyzing enzymes and its implication to human ecology. *J Anthrop Soc Nippon*, **99** : 123-139, 1991.

10) Shepp DH, et al : Current therapy of varicella zoster virus infection in immunocompromised patients. A comparison of acyclovir and vidarabine. *Am J Med*, **85**(2A) : 96-98, 1988.

11) 坂野昌志：抗ウイルス薬．薬局，**60** : 4161-4171, 2009.

12) 布施彰久ほか．Vidarabine 脳症と考えられた 3 例．神経治療，**33**(3)：484，2016.

13) Gnann Jr JW, et al：Chapter 65. Antiviral therapy of varicella-zoster virus infections. Cambridge University Press, 2007.

14) Beutner KR, et al：Valaciclovir compared with acyclovir for improved therapy for herpes zoster in immunocompetent adults. *Antimicrob Agents Chemother*, **39**(7)：1546-1553, 1995.

15) 古久保 拓：透析患者の ACV 脳症はなぜなくならない．透析会誌，**41**：175-176，2008.

16) 白木公康，山西弘一：新しい抗ウイルス薬 Famciclovir：基本的な特徴．新薬と臨牀，**12**：1534-1549，1999.

17) 工藤 忍ほか：Famciclovir 単回および反復投与時のヒトにおける体内動態．薬物動態，**11**(6)：547-555，1996.

18) 本田まりこほか：FCV 錠の帯状疱疹に対する臨床効果．臨床医薬，**24**：825-848，2008.

19) 池田文昭：新薬医薬品情報 AMNV．歯薬療法，**36**(3)：125-128，2017.

20) 佐藤敏次：帯状疱疹治療過去 3 年間 514 例の解析．日臨皮会誌，**36**(3)：395-400，2019.

21) 馬淵恵理子ほか：経過中に急激な血小板減少を認めた帯状疱疹の 1 例．臨皮，**63**(1)：65-67, 2020.

22) 渡辺大輔：新規抗ヘルペスウイルス薬：アメナメビル．臨皮，**72**(5)：105-109，2018.

23) Pasternak B, Hviid A：Use of acyclovir, valacyclovir, and famciclovir in the first trimester of pregnancy and the risk of birth defects. *JAMA*, **304**(8)：859-866, 2010.

24) Imafuku S, et al：One-year follow-up of zoster-associated pain in 764 immunocompetent patients with acute herpes zoster treated with famciclovir(FAMILIAR study). *J Eur Acad Dermatol Venereol*, **28**(12)：1716, 2014.

25) Han Y, et al：Corticosteroids for preventing postherpetic neuralgia. *Cochrane Database Syst Rev*, **28**(3)：CD005582, 2013.

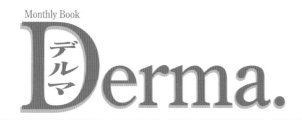

新刊

No.300

皮膚科医必携！
外用療法・外用指導の
ポイント

MB Derma. No.300 2020年10月増大号
編集企画：**朝比奈昭彦**（東京慈恵会医科大学教授）
定価（本体価格 5,000円＋税）　B5判　186ページ

◀弊社ホームページへのリンクはこちら！
目次、キーポイントもご覧いただけます！

外用療法・外用指導の基礎から最新知見までまとめた実践書！

前半では基剤の特徴や具体的な使い分け、混合処方など、外用薬と外用療法に関する基礎理論に加え、外用・スキンケア指導の要点を解説。後半では各種皮膚疾患ごとに項目を立て、製剤選択のポイントや外用の工夫・コツについて、エキスパートが最新知見も加え具体的にまとめています。
日常診療で困ったときに読み返したい、充実の1冊です！

▶ CONTENTS

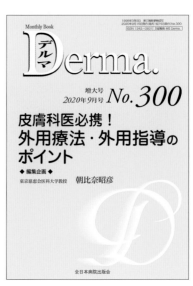

Ⅰ．外用薬と外用療法の基礎知識
外用薬の基剤と使い分け─外用薬総論─
ステロイド外用薬の種類と使い方
特別な部位への外用療法
皮膚潰瘍・褥瘡の外用療法と創傷被覆材の使い方
外用薬処方におけるピットフォール
　─混合，外用順序，そしてジェネリック─
外用薬による接触皮膚炎

Ⅱ．外用指導
外用アドヒアランスを高めるために
スキンケア入門─皮膚洗浄と保湿指導の要点─
乳児と幼小児への外用指導
スキンケアにおける化粧の指導
分子標的薬による皮膚障害の予防と外用指導
看護サイドから伝えたい外用療法の実際

Ⅲ．皮膚疾患と外用療法
アトピー性皮膚炎の外用療法
乾癬と掌蹠膿疱症の外用療法
痤瘡の外用療法
手湿疹と皮脂欠乏性湿疹の外用療法
手こずる皮膚疾患の外用療法を含めた実際の治療
　─伝染性膿痂疹，酒皶，酒皶様皮膚炎，脂漏性湿疹─
皮膚真菌症の外用療法

脱毛症の外用療法
節足動物による皮膚疾患の外用療法
ウイルス性皮膚疾患の外用療法
皮膚に表在する悪性腫瘍に対する外用療法
美容皮膚科における外用療法

全日本病院出版会　〒113-0033 東京都文京区本郷 3-16-4　Tel：03-5689-5989
www.zenniti.com　Fax：03-5689-8030

MB Derma, 302：45-53, 2020.

◆特集／詳しく知りたい！新しい皮膚科の薬の使い方
帯状疱疹に用いられる新しい痛み止め

渡辺大輔*

Key words：帯状疱疹（herpes zoster），帯状疱疹後神経痛（postherpetic neuralgia），帯状疱疹関連痛（oster associated pain），ミロガバリン（mirogabalin）

Abstract 帯状疱疹の痛みは時期により前駆痛，急性期痛，亜急性期痛，そして帯状疱疹後神経痛（postherpetic neuralgia；PHN）に分類されるが，帯状疱疹の痛みは侵害受容性疼痛と神経障害性疼痛が時期により種々の割合で混在しているため，これらの痛みを一連のものと考え，帯状疱疹関連痛（zoster associated pain；ZAP）と呼ぶようになってきている．近年，痛みの基礎研究，臨床研究の進歩につれ ZAP の病態についての理解が進むとともに，疼痛治療薬の種類も増え，また，ガイドラインによる治療アルゴリズムも確立してきている．本稿では ZAP の概念と病態，神経障害性疼痛薬物療法ガイドラインに準じた治療目標の設定や疼痛治療薬のポジショニングについて述べるとともに，新規カルシウムチャンネル $\alpha_2\delta$ サブユニットリガンドであるミロガバリンについて，その効果と使用法につき解説する．

はじめに

帯状疱疹は痛みを伴う疾患である．帯状疱疹の痛みは前駆痛，急性期痛，亜急性期痛，そして帯状疱疹後神経痛（postherpetic neuralgia；PHN）というように，時期により分類される．しかし，帯状疱疹の痛みは侵害受容性疼痛と神経障害性疼痛が時期により種々の割合で混在しているため，これらの痛みを一連のものと考え，帯状疱疹関連痛（zoster associated pain；ZAP）という概念が一般的になってきている．近年，痛みの基礎研究，臨床研究の進歩につれ ZAP の病態についての理解が進むとともに，疼痛治療薬の種類も増え，また，ガイドラインによる治療アルゴリズムも確立してきている．本稿では ZAP の概念と病態，神経障害性疼痛薬物療法ガイドラインに準じた治療目標の設定や治療の実際，また新規カルシウムチャンネル $\alpha_2\delta$ サブユニットリガンドであるミロガバリンについて，その効果と使用法につき解説したい．

ZAP の概念

帯状疱疹の痛みとして急性期疼痛にみられる，皮膚および神経の炎症による痛み（侵害受容性疼痛）と，主として PHN でみられる，神経変性による痛み（神経障害性疼痛）から構成されている（図1）[1]．侵害受容性疼痛（炎症性疼痛）とは，「組織を実質的あるいは潜在的に侵害する刺激（侵害刺激）によってもたらされる疼痛」と定義され，さらに体性痛と内臓痛に分類される．侵害受容性疼痛には外傷による疼痛，術後痛，抜歯後疼痛，癌性疼痛などが含まれる．一方，神経障害性疼痛（neuropathic pain）とは「体性感覚系に対する損傷や疾患の直接的結果として生じている疼痛」と定義され，外傷性，虚血性，感染性，代謝性，中毒性，遺伝性，圧迫性あるいは免疫性の神経損傷に引き続く

* Daisuke WATANABE，〒480-1195 長久手市岩作雁又 1-1　愛知医科大学医学部皮膚科学講座，教授

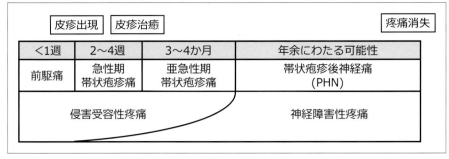

図 1. ZAP の概念（文献 1 より引用改変）

持続性疼痛であり，原因となった神経の損傷部位により末梢性神経障害性疼痛および中枢性神経障害性疼痛として分類される．また，侵害受容性疼痛とは異なり，原因となる疾患の治癒とともに消失せず治療に難渋する慢性・難治性の疼痛である．神経障害性疼痛には PHN のほかに，三叉神経痛，糖尿病性疼痛などがある．神経障害性疼痛の特徴として，刺激には依存しない自発的な疼痛（自発痛）や，通常では無害で軽微な機械的刺激（触刺激）により惹起される痛み（誘発痛：アロディニア）の存在が挙げられる．実際，「しびれるような」，「焼け付くような」，「締め付けられるような」といった持続性の痛みや，「電気が走るような」，「刃物で刺されたような」と表現される間欠性の痛み，さらにアロディニアでは，手や衣服が触れたり，風に当たったりするだけでも激痛が生じ，患者の quality of life（QOL）や activity of daily life（ADL）を著しく低下させる．

また，PHN の痛みは，① 感覚低下やアロディニアが少ないもの，② 痛覚と温度覚が障害されているが，軽い刺激により激しい疼痛が引き起こされアロディニアが認められるもの，③ 痛覚過敏やアロディニアは認められないが，激しい自発痛があるものの 3 つの病態に分類されるとするものもある．

急性期の痛み治療

急性期治療の基本は抗ヘルペスウイルス薬の全身投与だが，痛みに対しては非オピオイド系鎮痛薬である非ステロイド系消炎鎮痛薬（NSAIDs）や解熱鎮痛薬であるアセトアミノフェンが用いられる．NSAIDs は COX 阻害作用を有するため，胃粘膜障害や腎血流量減少といった副作用があり，特に高齢者が多く，また腎排泄性の薬剤である核酸アナログ系の抗ヘルペスウイルス薬を投与中の急性期帯状疱疹患者では腎機能障害のリスクも高まるため，NSAIDs の投与は慎重に考慮すべきである．日本老年医学会による「高齢者の安全な薬物療法ガイドライン 2015」[2]においても，NSAIDs については，すべての高齢者に対し，腎機能低下，上部消化管出血のリスクがあるため，使用をなるべく短期間にとどめること，代替薬として選択的 COX-2 阻害薬（セレコックス® など）を用いるが，その場合も短期間の使用にとどめ低用量を使用し，また消化管の有害事象の予防にプロトンポンプ阻害薬の併用を考慮することや，局所の疼痛に関しては外用薬を使用することを推奨している．

アセトアミノフェンは COX 阻害作用がないため，高齢者に対して比較的安全に使用可能である[3]．ただし，肝疾患を持つ患者では注意して投与する．現在は内服の 500 mg 錠もあり，より使いやすくなった．筆者は 1 日 1,500〜2,000 mg で使用することが多いが，1 日最大 4,000 mg まで使用可能である．また，入院中の患者には静注製剤（アセリオ® 注射液）もあることを知っておくと便利である．

神経障害性疼痛の診断

日本ペインクリニック学会が 2016 年に提唱している「神経障害性疼痛薬物療法ガイドライン 改訂第 2 版」[4]（以下，「ガイドライン」）によれば，「まず，神経障害性疼痛を示唆する現症と病歴を確認

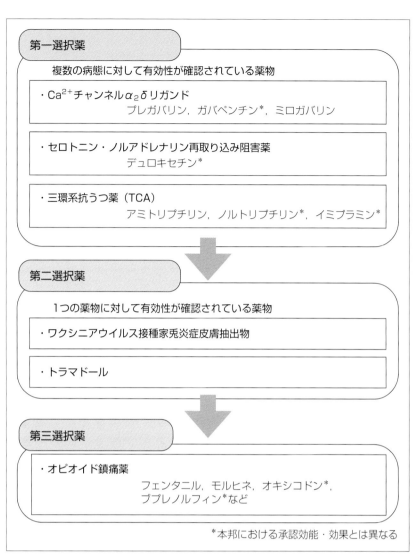

第一選択薬

複数の病態に対して有効性が確認されている薬物

- Ca²⁺チャンネルα₂δリガンド
  プレガバリン，ガバペンチン*，ミロガバリン

- セロトニン・ノルアドレナリン再取り込み阻害薬
  デュロキセチン*

- 三環系抗うつ薬（TCA）
  アミトリプチリン，ノルトリプチリン*，イミプラミン*

第二選択薬

1つの薬物に対して有効性が確認されている薬物

- ワクシニアウイルス接種家兎炎症皮膚抽出物

- トラマドール

第三選択薬

- オピオイド鎮痛薬
  フェンタニル，モルヒネ，オキシコドン*，
  ブプレノルフィン*など

*本邦における承認効能・効果とは異なる

図 2. 神経障害性疼痛薬物療法ガイドライン改訂第 2 版(2016)での神経障害性
疼痛薬物療法アルゴリズム(文献 4 より引用改変)

し，次に神経学的診察による感覚障害の評価，神経病変あるいは疾患を診断する検査を行う．アルゴリズムに沿って診断を確定することが望ましい．」と記載されている．図 2 に神経障害性疼痛診断アルゴリズムについて示す．

PHN 薬物療法の原則

疼痛治療薬にかかわらず，薬物の有効性に関しては，無作為化対照試験(randomized controlled trial；RCT)だけでなく，治療必要例数(numbers needed to treat；NNT)と有害必要例数(numbers needed to harm；NNH)の算出による効果判定を用いることがある．NNT とは疫学の指標の 1 つであり，あるエンドポイントに到達する患者を 1 人減らすために，何人の患者の治療を必要とするかを表したものである．NNT の値が小さいほど治療の効果が高いといえる．同様に，何人の患者を治療すると 1 例の有害症例が出現するかを示す指標が NNH である．各種疼痛治療薬の NNT は文献によっても異なるが，あるメタアナリシス研究では三環系抗うつ薬，プレガバリン，トラマドール，強オピオイドの NNT はそれぞれ 2.53, 4.71, 4.76, 2.77 であった[5]．つまり，PHN に対する万能薬はないことを念頭に置くべきである．

表 1. プレガバリンの副作用発生群と非発生群との比較
（文献 9 より引用改変）

	発生群 (n=14)	非発生群 (n=109)	P 値
年　齢	77.0±9.1	68.4±13.0	0.0052
男／女比	5/9	60/49	0.28
体重(kg)	47.84±10.69	57.81±12.75	0.006
維持用量(mg)	64.29±37.61	108.72±67.13	0.00099
S-CR(mg/dL)	4.30±4.62	1.26±1.92	0.029
eGFR (mL/min/1.73 m²)	32.64±27.95	68.0±25.3	0.00037
DM/non-DM	5/9	38/71	0.95

各薬剤の薬理作用とポジショニング

1. プレガバリン

　現在最も PHN に使われている薬である. 作用部位としては, 電位依存性カルシウムチャンネルの $\alpha_2\delta$ サブユニットに結合してカルシウムの流入を抑制し, 結果的にグルタミン酸などの興奮性伝達物質の遊離を抑制すると考えられている. プレガバリンの国内第Ⅲ相試験では, 帯状疱疹後神経痛患者 371 例に対し, プラセボおよびプレガバリンを 13 週間投与したところ, 300 および 600 mg/日投与群で疼痛スコア, 睡眠障害スコアの有意な改善が認められた. 長期試験では 53 週間の安定した効果が示された[6)7)].

　プレガバリンは, 特に電撃痛やアロディニアが主体の痛みに対しては効果を発揮する. プレガバリンの具体的な使い方だが, 少量(25~50 mg/日)から開始することが最も重要である. 4~7 日後に再診してもらい, 増量, その後も 1 週間ごとのタイトレーション(用量の増量)を, 治療効果と副作用の両面を評価しながら行っていく. 600 mg を上限とするが, 150~300 mg で十分な効果が出ることが多い. 4 週間程度で効果を判定し, 不応ならば他の治療に切り替える.

　米国での 2005~2010 年の診療報酬データを用いた, PHN 患者 1,645 名のガバペンチンおよびプレガバリン使用状況(使用開始から 1 年間)の解析データを用いた解析では, プレガバリン使用患者(n=706)における調査では, 1 日平均使用量は 187 mg で, 87% の患者が 150 mg/日に, 27% の患者が 300 mg/日に到達していた. 到達までの平均期間は 150 mg/日が 5.0 週, 300 mg/日が 9.2 週であった. また, 1 年以内に 55.8% の患者が他剤に変更, 30.9% が他剤との併用を行っていた. 変更, 併用する薬剤はオピオイドが選択されている例が多かった[8)]. 筆者の施設のデータでも, ZAP 患者におけるプレガバリンの開始量, 最大量, 維持量の平均はそれぞれ 65.2±27.5 mg, 138.4±86.5 mg, 92.0±39.7 mg/day/日であった.

　プレガバリンは尿中排泄率約 90% と腎排泄性の薬剤であり, クレアチニン・クリアランスに応じた減量が必要である. 日本のある施設での, 2010 年 6 月~2013 年 11 月におけるプレガバリンの添付文書上の推奨投与量以下の用量での有害事象発生状況について調査を行った研究では, 対象患者 120 名のうち, 14 名でめまい・嗜眠などの中枢神経系有害事象が発生していた[9)]. 多くは投与開始後 6 日以内にみられ, 有害事象発生群の体重は非発生群に比し, 有意に低かった. 腎機能低下が進行するほど有害事象発生率は高くなる傾向にあり, 非腎機能低下患者(n=73)の発生率 4% に対し腎機能低下患者(n=47)の発生率は 23% と, 有意に有害事象発生率が高かった(表 1). このことから, プレガバリンについては腎機能だけでなく, 患者の体格を考慮したうえでの投与量の決定が必要と考えられる. その他の副作用として体重増加や浮腫などがある. プレガバリンによる副作用は馴化しないので, 少量内服でも強い副作用が出る場合には他の治療を考えたほうがいい. また, プレガバリンは急激な投与中止により, 不眠, 悪心, 頭痛, 下痢, 不安および多汗症などの症状が現れることがあるため, 投与を中止する場合には少なくとも 1 週間以上かけて徐々に減量する.

2. 三環系抗うつ薬

　三環系抗うつ薬は, 脳内のモノアミン(ノルアドレナリン, セロトニンなど)の再取り込み阻害作用により, シナプス間隙のモノアミンを増加させ, 下行性疼痛抑制系を増強させることで効果を

発揮する．安価であり，使いやすい薬である．初回投与量は1日1回就寝前に10 mgから開始し，効果と副作用を確認しながら，4日～1週間ごとに1回量を10 mg増量していく．50～60 mgの投与でも効果が出ないようなら，他の治療薬に切り替える．副作用としては，眠気，ふらつきなどのほかに抗コリン作用(口渇，便秘，排尿困難)起立性低血圧があるため，緑内障や前立腺肥大のある患者には慎重に適応を考える．アミトリプチリンのほうが効果は高いが，ノルトリプチリンは抗コリン作用が比較的弱く，高齢者に使いやすい．また，もともと抗うつ薬なので，痛みや疾患に対し不安の強い患者には抗不安薬としての効果も期待できる．

少数例の報告ではあるが，60歳以上の帯状疱疹患者に対しアミトリプチリンを急性期から少量投与すると，PHNへの移行を予防できる可能性が示唆されている[10]．

3．ノイロトロピン

詳細な機序は不明だが，① 下行性疼痛抑制系活性化，② 末梢循環改善，③ ブラジキニン遊離抑制により疼痛を抑制すると考えられている．PHNに対する保険適用を持ち，通常1日4錠を分2で投与する．国内の臨床試験では，発症後6か月以上経過し症状が固定化した陳旧例PHNに対し，4週間投与にて総合全般改善度40％と，プラセボ(18％)と比較して有意な効果を示した[11]．副作用はほとんどなく軽症例では単独投与，また重症例では後述する併用療法に用いる．

4．オピオイド

オピオイドは，① 大脳皮質や視床の神経系に存在するμオピオイド受容体に作用し，痛覚情報伝達を抑制する，② 中脳水道周囲灰白質や延髄網様体にある巨大細胞網様核，傍巨大細胞網様核，大縫線核に作用し，下行性抑制系を賦活する，③ 脊髄後角に作用し，1次ニューロンの終末からの神経伝達物質の遊離を抑制するとともに，2次ニューロン側に作用して興奮を抑制する，④ 末梢の1次ニューロンに存在するオピオイド受容体に作用し，侵害受容器の閾値を上げ，痛みインパルスの発生を低下させるなど多彩な作用点を持つ．オピオイドは大きくモルヒネやオキシコドンのような強オピオイドと，トラマドールやブプレノルフィンといった弱オピオイドに大別される．皮膚科の日常診療で用いるには，麻薬の取り扱いに必要な事項(麻薬施用者免許，保管用の金庫，麻薬帳簿)の必要がない弱オピオイドが使いやすい．なかでもトラマドールおよびトラマドール，アセトアミノフェン配合剤(トラムセット®)は，優れた認容性と極めて低い依存性(0.001％以下)のため，使いやすい薬剤といえる．トラムセット®の国内第Ⅲ相試験では，PHNを含む慢性疼痛患者190名に対し1日4回52週間投与したところ，投与前65.80 mmだったVAS値が，投与4週後に43.86 mm，28週後に29.93 mm，52週後は27.98 mmと著明に改善した[12]．使用法であるが，他の薬剤と同様に少量(眠前1錠)から使用し，効果と副作用をみながら漸増する．通常4錠，最大8錠まで使用可能である．

オピオイドの主な副作用として，眠気・傾眠，悪心・嘔吐，便秘が挙げられる．このうち眠気・傾眠は数日で軽減する．悪心・嘔吐は1～2週間で軽減するが，頻度も高く，オピオイドを投与する場合には投与開始から2週間は制吐剤を併用する．便秘に関しては時間経過で軽減しないため，便秘症の患者には緩下剤の使用を継続して行う．

強オピオイドはPHNだけでなく，腰痛，変形性関節症などの慢性の痛みとQOLの改善に効果があるが，その一方で長期処方や高用量投与に伴い，濫用などの諸問題に直面する可能性がある[13]．そのため，使用が必要な症例に関しては，ペインクリニックなどの疼痛専門医への紹介が望ましい．

新規疼痛治療薬ミロガバリン

1．「ガイドライン」におけるカルシウムチャンネル$\alpha_2\delta$サブユニットリガンドの位置づけ

前述の「ガイドライン」でのアルゴリズムでは，

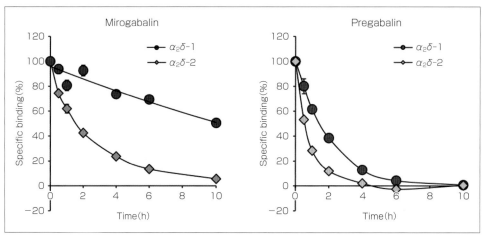

図 3. ヒト $\alpha_2\delta$-1 および $\alpha_2\delta$-2 サブユニットに対するミロガバリンおよびプレガバリンの解離曲線. 平均値±標準誤差(N=4). (文献 14 より引用改変)

表 2. ラットにおけるミロガバリンおよびプレガバリンの中枢作用ならびに安全係数(文献 14 より引用, 改変)

		ミロガバリン	プレガバリン
鎮痛作用 ED$_{50}$	STZ 糖尿病モデル	4.4 mg/kg	26.8 mg/kg
中枢作用 ED$_{50}$	ローターロッド	9.4 mg/kg	11.7 mg/kg
	自発運動	43.9 mg/kg	111.8 mg/kg
安全係数	ローターロッド	2.1	0.4
	自発運動	10.0	4.2

※薬物の用量はフリー体換算値で表示. 安全係数＝中枢作用 ED$_{50}$/鎮痛作用 ED$_{50}$

カルシウムチャンネル $\alpha_2\delta$ サブユニットリガンドであるプレガバリン, ガバペンチン(保険適用外)は第一選択薬のグループに含まれているが, 特にアロディニア要素の強い PHN 患者に対しては, よい適応になる(図2). また最近, このガイドラインの追補版として「末梢性神経障害性疼痛の治療にあたって, ミロガバリンはプレガバリンと同様に使用できると考えている」の一文が加えられている.

2. ミロガバリンの作用機序

ミロガバリンは前述のようにプレガバリンなどと同様, カルシウムチャンネル $\alpha_2\delta$ サブユニットリガンドであるが, その作用機序としては, 過剰興奮状態にあるシナプス前終末においてカルシウムイオンの流入を抑制し, 神経伝達物質の放出を抑制することによって, その鎮痛作用を発現すると考えられている.

3. 薬理学的特性からみたプレガバリンとの違い

$\alpha_2\delta$ サブユニットには主として鎮痛作用に関与する $\alpha_2\delta$-1 と, 中枢性神経系障害への関与が示唆されている $\alpha_2\delta$-2 の 2 種がある. $\alpha_2\delta$ サブユニットを発現させた 293A 細胞から調製した細胞膜画分を用いた結合解析では, ヒトの $\alpha_2\delta$-1 および $\alpha_2\delta$-2 サブユニットに対して, ミロガバリンはプレガバリンを上回る高い結合親和性を示した. また, 解離速度解析において, ヒト $\alpha_2\delta$-1 および $\alpha_2\delta$-2 からのミロガバリンの解離半減期はそれぞれ 11.1 および 2.4 時間なのに対し, プレガバリンの解離半減期はいずれも 1.4 時間であり, ミロガバリンはプレガバリンとは異なり, $\alpha_2\delta$-2 サブユニットよりも $\alpha_2\delta$-1 サブユニットに対して持続的な結合を示した(図3)[14]. また, 末梢性神経障害性疼痛モデルである坐骨神経部分結紮(partial sciatic nerve ligation；PSL)モデルおよびストレプトゾトシン(STZ)誘発糖尿病モデルを用いて, 中枢作用の ED$_{50}$ 値と鎮痛作用の ED$_{50}$ 値との用量比から算出した安全係数は, プレガバリンに比べミロガバリンは高値を示した(表2)[14].

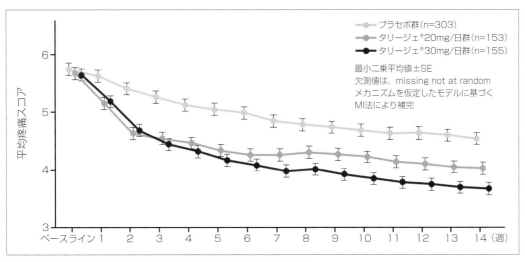

図 4. 平均疼痛スコアの推移（文献 15 より引用改変）

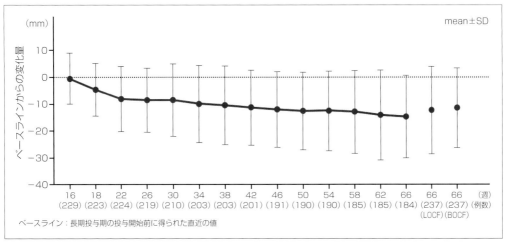

図 5. 長期試験における，VAS スコア（SF-MPQ）のベースラインからの変化量の推移
（タリージェ®承認時評価資料より）

4．ミロガバリンの第Ⅲ相臨床試験成績

PHN を有するアジア人患者 763 名を対象とし，ミロガバリンを 14 週間（漸増期 1～2 週間，固定用量期 12～13 週間）投与した短期試験（無作為化，プラセボ対照，二重盲検試験）では，ミロガバリン群でプラセボ群と比較して統計学的に有意な疼痛改善効果が確認された（図 4）．主な有害事象は，傾眠，浮動性めまいであり，ミロガバリン群で発現した重要な有害事象の多くは軽度であった[15]．

また，プラセボ対照試験を完了した患者（安全性および有効性解析対象集団は 237 名）を対象とし，ミロガバリンを 52 週間（漸増期 4 週間，用量調整期 48 週間）投与した非盲検長期試験では，第 52 週の visual-analogue scale（VAS）スコアの

ベースラインからの変化量の平均値（標準偏差）は 12.4（16.13）であり，ベースライン以降，第 8 週付近まで低下した後，試験期間を通して同程度のスコアで推移した（図 5）．本剤との因果関係が否定されなかった有害事象は 39.7%（94/237 例）に認められ，主な事象は，傾眠（32 例），浮動性めまい（24 例），体重増加（17 例）であり，多くは軽度であり，投与中止に至った副作用の発現率は全体で 5.1%（12/237 例）だった．

5．ミロガバリンの実際の使用方法

添付文書では，ミロガバリンは通常，成人には初期用量 5 mg を 1 日 2 回経口投与し，その後，1 回用量として 5 mg ずつ 1 週間以上の間隔をあけて漸増し，1 回 15 mg を 1 日 2 回経口投与する．

表 3. タリージェ®の使用量(添付文書より)

	腎機能障害の程度(CLcr:mL/min)		
	軽度 (90>CLcr≧60)	中等度 (60>CLcr≧30)	重度(血液透析 患者を含む) (30>CLcr)
1日投与量	10~30 mg	5~15 mg	2.5~7.5 mg
初期用量	1回5mg 1日2回	1回2.5mg 1日2回	1回2.5mg 1日1回
有効用量 最低用量	1回10mg 1日2回	1回5mg 1日2回	1回5mg 1日1回
有効用量 推奨用量	1回15mg 1日2回	1回7.5mg 1日2回	1回7.5mg 1日1回

なお, 年齢や症状により1回10~15 mg の範囲で適宜増減し, 1日2回投与することとなっている. また, 腎排泄性の薬剤であるため, 副作用の発現リスクを下げるためにも腎機能に応じた投与量の減量が必要である(表3).

6. 考 察

薬理学的な検討から, 動物レベルではプレガバリンと比べミロガバリンの安全係数は高い. つまり漸増しても副作用発現リスクが低いことが示唆される. 実際に, ミロガバリンの第Ⅲ相長期投与試験では, 用量調整期で全体の77.4%(185例)が30 mg/日の内服量で治験を遂行できた. このことから, ミロガバリンの認容性は比較的高く, 副作用のためプレガバリンの増量が困難な患者にも投与しやすい可能性がある. ただし傾眠, 浮動性めまい, 体重増加といった副作用プロファイル, また, 腎機能患者では適切な減量が必要なことはプレガバリンと変わらない. また添付文書上でも漸増しながら使うこととされており, 少量から使用し, 副作用を出さないような用量設定が重要であると思われる.

神経障害性疼痛の治療目標

神経障害性疼痛に対して使用されている薬物は, 病態の完全治癒を可能にするものではない. 痛みの軽減とともに, ADL や QOL の改善を目標とすることも重要である. 「ガイドライン」においても, 神経障害性疼痛の治療目標はどのように設定すべきか? というクリニカルクエスチョンに対して, 「神経障害性疼痛に対して使用されている薬物は, 病態の完全治療を可能にするものでは

ない. 痛みの軽減とともに, ADL や QOL の改善を目標にすることも重要である」との解説がある[4]. 痛みを取ることはもちろん最重要だが, 「痛みゼロ」を全員に目指すことは現在の治療薬では不可能であり, 患者個人個人にあった薬剤を用いて PHN 発症前の日常生活にできるだけ戻していくことが目標となる.

おわりに

以上, ZAP の病態, 疼痛治療薬のポジショニングについてミロガバリンを中心に解説した. 繰り返しになるが, 疼痛治療薬は万能ではなく, 作用機序を踏まえたうえで, 個々の患者に寄り添った治療をしていくことが肝要である.

文 献

1) 渡辺大輔:【皮膚科最新治療のすべて】帯状疱疹後神経痛. MB Derma, 190:71-78, 2012.
2) 日本老年医学会, 日本医療研究開発機構 研究費・高齢者の薬物治療の安全性に関する研究研究班(編):高齢者の安全な薬物療法ガイドライン2015, メジカルビュー社, 2015.
3) Makris UE, Abrams RC, Gurland B, et al:Management of persistent pain in the older patient:a clinical review. JAMA, 312:825-836, 2014.
4) 日本ペインクリニック学会神経障害性疼痛薬物療法ガイドライン作成ワーキンググループ(編):神経障害性疼痛薬物療法ガイドライン改訂第2版, 真興貿易(株)医書出版部, 2016.
5) Forstenpointner J, Rice ASC, Finnerup NB, et al:Up-date on Clinical Management of Postherpetic Neuralgia and Mechanism-Based Treatment:New Options in Therapy. J Infect Dis, 218(Suppl 2):S120-S126, 2018.
6) 小川節郎, 鈴木 実, 荒川明雄ほか:帯状疱疹後神経痛に対するプレガバリンの有効性および安全性の検討—多施設共同無作為化プラセボ対照二重盲検比較試験. 日ペインクリニック会誌, 17:141-152, 2010.
7) 小川節郎, 鈴木 実, 荒川明雄ほか:帯状疱疹後神経痛に対するプレガバリン長期投与の有用性

の検討：第Ⅲ相二重盲検比較試験からの継続投与試験．麻酔，**59**：961-970，2010.

8）Johnson P, Becker L, Halpern R, et al：Real-world treatment of post-herpetic neuralgia with gabapentin or pregabalin. *Clin Drug Investig*, **33**：35-44, 2013.

9）成末まさみ，杉本悠花，柴田龍二郎ほか：プレガバリンは腎機能を考慮した推奨用量でも腎機能低下患者の有害事象発生率が高い．透析会誌，**38**：155-161，2015.

10）Bowsher D：The effects of pre-emptive treatment of postherpetic neuralgia with amitriptyline：a randomized, double-blind, placebo-controlled trial. *J Pain Symptom Manage*, **13**：327-331, 1997.

11）山村秀夫ほか：ノイロトロピン錠の帯状疱疹後神経痛に対する効果 プラセボ錠を対照薬とした多施設二重盲検試験. 医学のあゆみ, **47**：651-664,

1988.

12）井上靖雄ほか：慢性疼痛に対するトラマドール塩酸塩/アセトアミノフェン配合剤の長期（52週間）投与試験．関節外科，**31**：88-97，2012.

13）Nadeau SE：Opioids for chronic noncancer pain：To prescribe or not to prescribe-What is the question? *Neurology*, **85**：646-651, 2015.

14）Domon Y, Arakawa N, Inoue T, et al：Binding Characteristics and Analgesic Effects of Mirogabalin, a Novel Ligand for the $\alpha_2\delta$ Subunit of Voltage-Gated Calcium Channels. *J Pharmacol Exp Ther*, **365**：573, 2018.

15）Kato J, Matsui N, Kakehi Y, et al：Mirogabalin for the management of postherpetic neuralgia：a randomized, double-blind, placebo-controlled phase 3 study in Asian patients. *Pain*, **169**：1175, 2019.

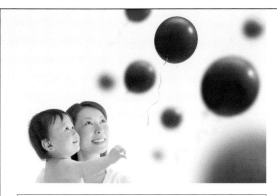

〔使用上の注意〕
1. **慎重投与**(次の患者には慎重に投与すること) (1)心不全の患者[心機能を抑制し、症状が悪化するおそれがある。] (2)徐脈の患者[徐脈が悪化するおそれがある。] (3)房室ブロック(Ⅰ度)のある患者[房室伝導時間が延長し、房室ブロックが悪化するおそれがある。] (4)低血圧の患者[低血圧が悪化するおそれがある。] (5)重篤な肝、腎機能障害のある患者[薬物の代謝・排泄が影響をうける可能性がある。] (6)潰瘍を伴う乳児血管腫の患者[高カリウム血症が報告されている。(「重大な副作用」の項参照)] (7)出生後5週未満の患者(「小児等への投与」の項参照) (8)PHACE症候群の患者[血圧低下や血流量低下により、脳卒中のリスクを高める可能性がある。]

2. **重要な基本的注意** (1)初回投与時及び増量時は、小児科医との連携のもと、心拍数、血圧、呼吸状態、血糖値等を少なくとも投与2時間後まで1時間毎に確認すること。(2)患者が薬剤を吐き出した場合でも追加投与はしないこと。(3)急性の気管支・肺の異常、呼吸困難及び喘鳴を伴う下気道感染が認められた場合は投与しないこと。(4)本剤は低血糖から回復するためのカテコールアミンの作用を抑制する可能性及び、低血糖の症状(頻脈、振戦等)をマスクする可能性があるので注意すること。特に、食事をしていない又は嘔吐した場合は低血糖を悪化させやすいので投与しないこと(<用法・用量に関連する使用上の注意>の項参照)。(5) 反射性頻脈が減弱し、低血圧のリスクが高くなるため、全身麻酔薬を使用する処置が予定されている場合は、処置の少なくとも48時間前に本剤の投与を中止すること。(6)本剤による治療にあたっては経過を十分観察し、投与開始24週間を目安に有効性を評価し、本剤による治療継続の必要性を検討すること(臨床成績の項参照)。

3. **相互作用** 本剤は、主として肝代謝酵素CYP2D6、CYP1A2、CYP2C19によって代謝される。**併用注意**(併用に注意すること) 交感神経系に対し抑制的に作用する他の薬剤:レセルピン・β遮断剤(チモロール等の点眼剤を含む)等、血糖降下剤:インスリン・トルブタミド・アセトヘキサミド等、カルシウム拮抗剤：ベラパミル・ジルチアゼム・ニフェジピン等、クロニジン、クラスⅠ抗不整脈剤：ジソピラミド・プロカインアミド・アジマリン等、クラスⅢ抗不整脈剤：アミオダロン等、交感神経刺激剤：アドレナリン等、麻酔剤：セボフルラン等、リドカイン、ジギタリス製剤、シメチジン、クロルプロマジン、ヒドララジン、非ステロイド性抗炎症剤：インドメタシン等、リファンピシン、キニジン・プロパフェノン、ワルファリン、コレスチラミン、副腎皮質ホルモン：プレドニゾロン

4. **副作用** 国内臨床試験において、総症例32例中10例(31.3%)に副作用が認められた。主な副作用は、下痢4例(12.5%)、AST増加2例(6.3%)、ALT増加2例(6.3%)、拡張期血圧低下2例(6.3%)、収縮期血圧低下2例(6.3%)等であった。海外臨床試験において、安全性評価症例435例中166例(38.2%)に副作用が認められた。主な副作用は、末梢冷感32例(7.4%)、下痢23例(5.3%)、中期不眠症22例(5.1%)、睡眠障害22例(5.1%)、悪夢20例(4.6%)等であった。 (承認時)

(1) **重大な副作用** 1)低血圧(0.9%)、徐脈(0.5%)、房室ブロック(0.2%):低血圧、徐脈、房室ブロックがあらわれることがあるので、異常が認められた場合には、中止するなど適切な処置を行うこと。 2)低血糖(0.5%):低血糖があらわれることがある。痙攣、意識障害(意識混濁、昏睡)をきたした例も報告されていることから、異常が認められた場合には、中止するなど適切な処置を行うこと。 3)気管支痙攣(0.2%):気管支痙攣、気管支反応性亢進(喘鳴、咳嗽や発熱を伴う気管支炎及び細気管支炎等の気道感染症の悪化)があらわれることがあるので、異常が認められた場合には、中止するなど適切な処置を行うこと。 4)高カリウム血症(頻度不明注)):本剤により乳児血管腫の細胞が崩壊し、高カリウム血症があらわれることがあるので、異常が認められた場合には、中止するなど適切な処置を行うこと。 5)無顆粒球症(頻度不明注)):無顆粒球症があらわれることがあるので、異常が認められた場合には、中止するなど適切な処置を行うこと。
注)：文献報告のため頻度不明
【**承認条件**】医薬品リスク管理計画を策定の上、適切に実施すること。

■その他の使用上の注意については
添付文書をご参照ください。
〔資料請求先・製品情報に関するお問い合わせ先〕
マルホ株式会社 製品情報センター TEL 0120-12-2834

〔**禁忌(次の患者には投与しないこと)**〕
(1)本剤の成分に対し過敏症の既往歴のある患者
(2)気管支喘息、気管支痙攣のおそれのある患者[気管支を収縮し、喘息症状が誘発又は悪化するおそれがある。]
(3)低血糖の患者[本剤は低血糖を悪化させやすく、その症状をマスクし、発見を遅らせる危険性がある。]
(4)重度の徐脈、房室ブロック(Ⅱ、Ⅲ度)、洞房ブロック、洞不全症候群のある患者[これらの症状が悪化するおそれがある。]
(5)心原性ショックの患者[心機能を抑制し、症状が悪化するおそれがある。]
(6)コントロール不良の心不全のある患者[心機能を抑制し、症状が悪化するおそれがある。]
(7)重度の低血圧症の患者[心機能を抑制し、症状が悪化するおそれがある。]
(8)重度の末梢循環障害のある患者(レイノー症候群、壊疽等)[症状が悪化するおそれがある。]
(9)褐色細胞腫の患者[血圧が急激に上昇するおそれがある。]
(10)異型狭心症の患者[症状が悪化するおそれがある。]

〔**効能・効果**〕乳児血管腫

<効能・効果に関連する使用上の注意>
(1)本剤についての十分な知識と乳児血管腫の治療経験を持つ医師が、本剤の有益性が危険性を上回ると判断した場合にのみ投与すること。
(2)原則として、全身治療が必要な増殖期の乳児血管腫に使用すること。

〔**用法・用量**〕通常、プロプラノロールとして1日1mg/kg~3mg/kgを2回に分け空腹時を避けて経口投与する。投与は1日1mg/kgから開始し、2日以上の間隔をあけて1mg/kgずつ増量し、1日3mg/kgで維持するが、患者の状態に応じて適宜減量する。

<用法・用量に関連する使用上の注意>
(1)右記の表を参考に、1日投与量を2回に分け、9時間以上あけて投与すること。また、患者の体重に応じ、投与量を調整すること。
(2)低血糖を起こすおそれがあるため、空腹時の投与を避け、授乳中・食事中又は直後に投与すること。食事を十分に摂取していない、又は嘔吐している場合は投与しないこと。

<参考>製剤としての1日投与量:1日2回分割投与

体重	プロプラノロールとしての1日投与量		
	1mg/kg	2mg/kg	3mg/kg
2 kg	0.5 mL	1.1 mL	1.6 mL
3 kg	0.8 mL	1.6 mL	2.4 mL
4 kg	1.1 mL	2.1 mL	3.2 mL
5 kg	1.3 mL	2.7 mL	4.0 mL
6 kg	1.6 mL	3.2 mL	4.8 mL
7 kg	1.9 mL	3.7 mL	5.6 mL
8 kg	2.1 mL	4.3 mL	6.4 mL
9 kg	2.4 mL	4.8 mL	7.2 mL
10 kg	2.7 mL	5.3 mL	8.0 mL

劇薬 処方箋医薬品®
乳児血管腫治療剤

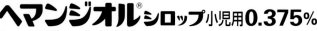

ヘマンジオル® シロップ 小児用0.375%
薬価基準収載
Hemangiol® Syrup for Pediatric：プロプラノロール塩酸塩 シロップ
※注意―医師等の処方箋により使用すること
®：ピエール ファーブル ダーマトロジーの登録商標

乳児血管腫診療に関する
ポータルサイト

製造販売 マルホ株式会社
〔資料請求先〕
大阪市北区中津1-5-22 〒531-0071
http://www.maruho.co.jp/

提携 Pierre Fabre
DERMATOLOGIE
ピエール ファーブル ダーマトロジー (フランス)

(2019.7作成)

MB Derma, 302：55-63, 2020.

◆特集／詳しく知りたい！新しい皮膚科の薬の使い方
乳児血管腫に用いられる内服薬

神人正寿*

Key words：乳児血管腫(infantile hemangioma)，*β*ブロッカー(beta blocker)，プロプラノロール (propranolol)，ステロイド(corticosteroid)，レーザー(laser)

Abstract 2016 年に本邦でも乳児血管腫に対してヘマンジオル® が使用できるようにな り，その診療は大きく変化した．正しい診断と適切な適応判断など，皮膚科医の果たさな ければならない役割が以前より大きくなっていると思われる．また，使用の際には小児科 医らと連携して，低血糖を中心とした副作用の予防に留意する必要があるが，市販後の臨 床経験の蓄積により，治療に際しての考え方が少しずつ変化しつつある．治療戦略，症例 の選択基準，導入時の工夫，コツ，投与後の評価，中止時の注意，他治療との使い分けに ついて最新の知見を概説する．

はじめに

　乳児血管腫(infantile hemangioma)は血管内皮 細胞の腫瘍性増殖を本態とする良性の脈管系腫瘍 で，新生児の数%に出現し得る，乳児期で最も頻 度の高い腫瘍の 1 つである．多彩な臨床像を呈す るのが乳児血管腫の特徴の 1 つであり，欧米では superficial type・deep type および mixed type と いった臨床分類が使用されるが，本邦では局面 型・腫瘤型・皮下型という分類が一般的である． 局面型や腫瘤型では皮表にちょうどイチゴのよう な赤く小さな凹凸を伴う一方で，皮下型は皮下に 生じるため皮表の変化に乏しい．従来からの病名 であるイチゴ状血管腫(strawberry mark)と基本 的に同義であるが，脈管病変の国際分類である The International Society for the Study of Vas- cular Anomalies(ISSVA)分類で使用されている 乳児血管腫という呼称が浸透しつつある[1]．これ には上述のように，必ずしも臨床像が「イチゴ状」 を示さないことが認知されてきたことも影響して

いると思われる．発生部位としては頭頸部が圧倒 的に多い(おおよそ 60%)ため，整容的な問題もさ ることながら，眼周囲・気道・食道などに生じ臓 器障害をきたしたり，食事摂取・呼吸を障害し生 命予後に関わる場合がある(いわゆる alarming hemangioma・life-threatening hemangioma)．ま た，潰瘍化すると出血・感染・痛みをきたし QOL を損なう．さらに増殖期(～1 歳ごろ)・(退縮)消 退期(～5 歳ごろ)・消失期(5 歳以降)という経過を とるのがもう 1 つの特徴で(図1)，すなわち出生 時には病変が存在しない，あるいは小さな前駆病 変のみ存在するが生後 2 週間あたりで顕在化し， 数か月の間に急速に増大し，その後，自然退縮傾 向を示す．

　乳児血管腫の臨床経過を考えるうえでさらに 2 点重要なことは，

　① 増殖期においては特に生後 5.5～7.5 か月の 間に急速に増大し，生後 5 か月までにピーク時の 80%の大きさに達する[2][3]．

　② 教科書的には乳児血管腫は「消退する」とさ れることが多く，また図1のような増大カーブも 最終的には病変がゼロになるように記載されるた

* Masatoshi JINNIN，〒641-0012 和歌山市紀三 井寺 811-1　和歌山県立医科大学皮膚科，教授

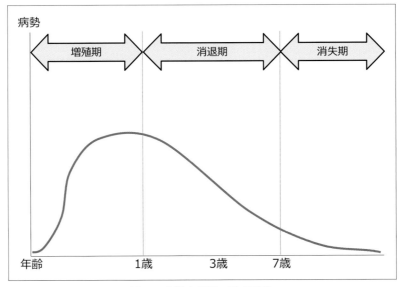

図 1. 乳児血管腫の臨床経過

め, 経過観察でよいと思われがちであるが, 例え
ば隆起の強い病変はたるみや瘢痕を残すなど, 後
遺症として線維脂肪組織, 瘢痕, 皮膚萎縮, ある
いは毛細血管拡張などが残存し得る. 文献により
25%から直近のものでは92.9%と幅があるが[4)5)],
いずれにせよ想像以上に多いことが窺える.

よって, 乳児血管腫の患児の保護者にとっては
いずれ良くなるとはいわれていても, 周囲の視線
が気になったり母親が責任を感じてしまったりな
ど心理的負担が多い疾患であり, さらには後遺症
が残って患児が将来見た目を気にしてつらい思い
をしないか, といった点への不安感も強いものと
考えられ, 実際に残存病変が生じたときには保護
者とのトラブルに発展する事例もしばしば耳にす
る. そのため, 近年はこのような可能性を常に考
慮して経過観察で本当によいのか, 治療介入して
おいたほうがよいのか, 発症早期から保護者と一
緒に考えるようになってきている.

乳児血管腫の治療戦略

上述のように乳児血管腫は良性かつ自然消退傾
向を有するため, 治療介入せずに現状と予想され
る変化を保護者に自信を持って説明し, 精神的サ
ポートを行うことで経過観察が可能な場合も多い
(active nonintervention : 積極的不介入). 一方,

2013 年に策定・公表され 2017 年に改訂された「血
管腫・血管奇形・リンパ管奇形診療ガイドライン」
における診療アルゴリズムでは, 治療適応を機能
面と整容面を考慮し判断する. つまり, 機能面の
問題があれば治療介入の絶対適応, 整容面の問題
があれば治療介入か経過観察のどちらか, 両者が
少なければ経過観察が推奨される[6)](図2). この
「経過観察」も単なる放置とは異なり, 治療の 1 つ
に含まれているのがポイントである.

治療介入の選択肢として, βブロッカー, ステ
ロイド療法(外用・局所注射・全身投与), イン
ターフェロン, シクロホスファミド, ブレオマイ
シン, ビンクリスチン, ベカプレルミン, シロリ
ムス, イミキモドのような薬物療法, そして手術
療法(全摘・容量減少術), パルス色素レーザー,
冷凍療法, 血管内治療(塞栓/硬化療法), さらには
持続圧迫療法, 放射線療法, その他のレーザー治
療などが挙げられている. しかし, 乳児血管腫に
特徴的な自然消退傾向のために治療効果の判定が
難しく, ランダム化比較試験などで効果が十分に
実証された治療は少ない. 上記のうち, 推奨グ
レードが記載されているのはプロプラノロール
(推奨グレード 1A), 副腎皮質ステロイド(2B),
チモロールやイミキモドなどの外用療法(2C), そ
して圧迫療法(2D)のみである. これらの選択肢

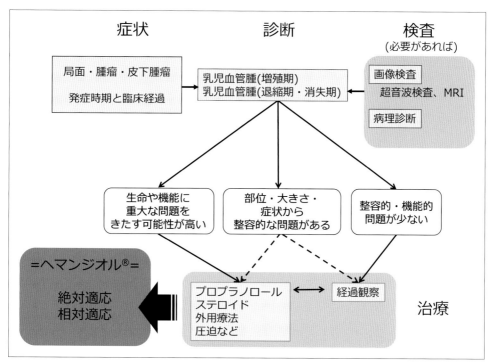

図 2. 乳児血管腫の診療アルゴリズム

のなかから，大きさ・部位・病型・病期・年齢・合併症の有無・性別・設備・医師の経験などによってそれぞれの治療の有益性と危険性を評価し戦略を立てる必要があるが，プロプラノロール内服療法は「慎重な観察の下に投与されるのであれば乳児血管腫に対し第一選択となる可能性のある薬剤である」と，上記の選択肢のなかで唯一，推奨度1・エビデンスレベルAと最高レベルの推奨度を有する治療として位置づけられている．一方，小児患者におけるプロプラノロール治療の有害事象として，低血圧や徐脈のほか，低血糖を起こすリスクがあること，それから投与前後の哺乳の必要性などが記載されている．

同様に，2019年1月の米国小児科学会ガイドラインにおいても，臨床医は全身療法を要する乳児血管腫には第一選択薬としてプロプラノロールを経口投与すべきである，として強く推奨されている一方，生後5週未満の乳児では注意を要する，などの記述もみられる[7]．

プロプラノロールの開発の経緯

2008年のLéauté-Labrèzeらによる報告[8]を端緒として，近年，乳児血管腫に対するβ遮断薬プロプラノロールの有効性が注目されるようになった．その報告では，鼻部の巨大乳児血管腫の患児に合併した閉塞性肥大型心筋症に対して，プロプラノロールを投与したところ血管腫病変の著明な縮小を認めた症例をはじめとして，フランスでの11例の有効例が示された．このserendipity的な発見の後，プロプラノロールの有効性はランダム化比較試験やメタアナリシスでも確認され，海外での第II/第III相臨床試験の計画につながった．長径が1.5 cm以上の増殖期の乳児血管腫を有し，全身治療が必要な生後35～150日の患者が対象とされ，ランダム化・二重盲検・プラセボ対照でかつアダプティブ試験（試験途中で中間解析をして4つの投与群から適切な用量および投与期間を確認し，それ以降は最も有効性の高い条件に絞って試験を継続するというデザイン）として実施された[9]．中間解析の結果では，血管腫が「治癒」または「ほぼ治癒」（毛細血管拡張，紅斑，皮膚肥厚，軟組織の腫脹，解剖学的な境界の歪みのすべてまたはいずれかが最小限になっていること）した割合が，投与後24週で1 mg/kg/日および3 mg/kg/

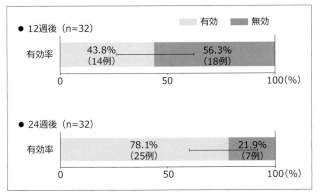

図 3. ヘマンジオル®の国内第Ⅲ相臨床試験結果
12 週後および 24 週後における乳児血管腫に対する有効率
（血管腫が「治癒またはほぼ治癒」した割合）

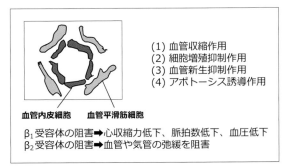

図 4. プロプラノロールの想定される作用機序

日投与群の両者でプラセボ群に比べ有意差がみられた．この結果をもとに，3 mg/kg/日・24 週間に投与条件を固定し症例数を蓄積した結果，実薬群では 60.4％が有効（治癒またはほぼ治癒）であり，プラセボ群 3.6％と比べて有意差が認められた．実薬群で発現率が 5％以上になった有害事象として下痢，睡眠障害，不眠症，さらには末梢冷感，傾眠などが存在した．重篤な有害事象は 4 件で，内訳は第Ⅱ度房室ブロック，潰瘍形成，気管支炎および徐脈であった．

この海外試験の結果を受けて本邦でも第Ⅲ相臨床試験が行われた．非対照・非盲検試験で，海外試験と異なりプラセボ群は存在しないが，投与 12 週後および 24 週後における有効率はそれぞれ 43.8％および 78.1％であり（図 3），日本人の乳児血管腫患者でも本剤の有効性が認められると判断された．また，局面型・腫瘤型・皮下型のいずれにおいても有効性を認めた．一方，総症例 32 例中 10 例に有害事象がみられたが，そのうち下痢が 12.5％，AST 増加・ALT 増加，拡張期低下・収縮期血圧低下が約 6％ずつと比較的頻度が高かった．

本邦でも上記の Léauté-Labrèze らの報告以来一部の施設で，全身治療を要する乳児血管腫に対してプロプラノロールとしてインデラル®を様々な方法（自費診療や病院研究費など）で用いていたが，これらの臨床試験の結果をもって 2016 年 9 月にヘマンジオル®が保険適用となった．

プロプラノロールの薬理作用

血管内皮細胞には β_1 および β_2 アドレナリン受容体が発現しており，プロプラノロールは両受容体の遮断を介して乳児血管腫の腫瘍細胞に作用していると考えられるが，β 遮断薬の作用は広範で，本剤の作用機序が完全に明らかになっているとは言い難い．例えば，血管内皮細胞に対しては一酸化窒素産生抑制などによる血管収縮作用，レニン産生抑制作用，VEGF・bFGF・MMP2/MMP9 発現調節による細胞増殖・血管新生抑制作用，そしてカスパーゼ活性およびアポトーシス関連因子の発現亢進によるアポトーシスの誘導が考慮されているが[6]，周皮細胞や血管腫幹細胞に影響を与えている可能性も存在する（図 4）．

プロプラノロール投与を選択すべき症例

前述のように，プロプラノロール治療にはベネフィットのみならずリスクも存在することを考えると，すべての乳児血管腫症例に投与が必要という薬剤ではなく，本剤をどのように安全かつ有効に使用していくか，あるいはいつ，どのような症例に対し投与が必要かということについて，これまで活発な議論がなされてきた．

上記のアルゴリズムでは治療すべき症例かどうかについて振り分けが可能であるが，ヘマンジオル®を使うかどうかの適応はガイドラインで明記されていない．従来，ヘマンジオル®のウェブサ

イトにおいて，皮膚科・形成外科・そして小児科のエキスパートによって作成された適正使用ガイドが作成されており，治療介入の適応がある症例のなかからヘマンジオル®投与の適応がある症例をピックアップしている(図2)．この場合も絶対適応・相対適応があり，「治療が強く推奨される乳児血管腫」として生命や機能を脅かす合併症を伴う乳児血管腫，例えば気道の病変で生命を脅かしたり眼周囲で機能障害をきたす合併症を伴うケースが挙げられている．また，潰瘍が形成されている乳児血管腫は感染や瘢痕形成のリスクがある．顔面の広範な乳児血管腫は，未治療の場合整容面で問題を残す可能性がある．「場合によって治療が必要な乳児血管腫」，つまり相対適応として，腫瘤型乳児血管腫は局面型に比べると皮膚のたるみが残りやすいこともあり，治療を検討する．また，手や腕など露出部の乳児血管腫も，顔面ほどではないが整容的に問題になり得るので，保護者が強く希望する場合には治療を検討する．一方，「経過観察でよい乳児血管腫」としては，瘢痕が残っても気にならない部位や大きさの乳児血管腫，そして明らかに退縮期に移行した乳児血管腫が挙げられていた．

導入時の工夫

ヘマンジオル®の効果を最大限に発揮させるには，皮膚が腫瘤によって引き伸ばされて不可逆的なたるみや瘢痕が生じるより早期に治療を開始する必要がある．ヘマンジオル®はそういった後遺症自体への効果は乏しいため，専門家による早期からの治療適応の判断が重要になり，乳児血管腫のうちどのような症例を専門機関に紹介すべきなのかの目安が作成されている[10]．また，周囲のクリニックや病院の，例えば1か月検診や3か月検診を担当するドクターとは血管腫に関する研究会などの開催を通じて普段からコミュニケーションをとるようにし，早期スクリーニング，丁寧な経過観察，そして専門機関への早めの紹介をお願いしておくとよい．

乳児血管腫以外にプロプラノロールを投与した例としては，過去に tufted angioma・カポジ様血管内皮腫・血管肉腫，それからリンパ管奇形などが報告されており，効果がみられる症例も一部に存在するが，やはり有効性は乳児血管腫に比べて低い印象がある．診断が違う例で使用してしまうと，期待する効果が得られない可能性がある．よって，正しい診断が大事であることは言うまでもない．

ヘマンジオル®投与においては薬理作用による血圧低下や呼吸困難などに注意する必要があるが，加えて市販後現在までに低血糖に起因する重篤な副作用を生じた事例が報告されるようになり，その多くが投与開始直後ではなく投与後数か月経ってからが多いことがわかってきた．様々な立場のエキスパートが使用経験をもとに，話し合いを重ねるなかでコンセンサスが得られるようになり，エキスパートガイドとして以前の適正使用ガイドよりもさらに具体的な手順が示されることになった(図5)．まず初診時に，「ヘマンジオル®の導入を強く考慮する乳児血管腫」として以前の適正使用ガイドでの絶対適応の基準が挙げられ，それ以外の場合には，①経過観察，②その他の治療，③ヘマンジオル®の導入いずれかを選択する．初診時に①経過観察を選択した場合，短期間で再受診させ増殖の有無を確認し，増大している場合はヘマンジオル®またはその他の治療を導入する．また，初診時，再来院時に②他の治療を選択した場合も，短期間で再受診させ状態を確認し，必要に応じてヘマンジオル®を導入する．「短期間」がどれくらいなのか具体的に考えると，増殖のカーブが急になる生後1～3か月程度の症例は乳児血管腫が急増大するリスクが高いため，可能であれば1週ごと，最低でも2週に1度は再受診するよう保護者を指導し，増殖傾向がないか確認するのが望ましい．

投与後のコツ・評価

ヘマンジオル®を投与した場合，本剤は1 mg/

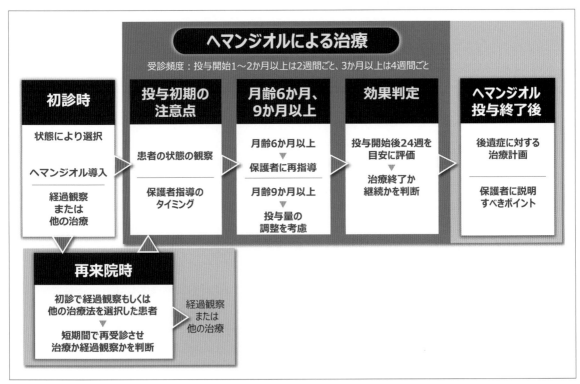

図 5. エキスパートガイド

kg/日（朝・夕分2）から開始し，2 mg/kg/日，3 mg/kg/日と増量しながら3 mg/kg/日を維持量として使用する．最小用量から投与し，徐々に増量していくことで副作用のリスクを最小化する．初回および用量を増量する際には，小児科医との連携のもと，心拍数，血圧，呼吸状態，血糖値などを少なくとも投与2時間後までは1時間ごとに確認するということになっていた．外来での投与は可能であるが，多くの症例を扱っている施設ほど入院を基本としている状況を鑑みて，我々の施設も入院をすすめている．

そして退院後は，より安全に使用するため2〜4週間ごとに来院させ，状態を観察というように受診間隔がエキスパートガイドに明記された．乳児は体重が急速に増加するため，それに合わせてヘマンジオル®の投与量を微調整する必要もあり，そういった意味でもやはりこれくらいの受診間隔が望ましいと思われる．そして，保護者に空腹時投与は厳禁ということや低血糖の初期症状の説明，そして休薬すべき状態について来院ごとに指導を徹底する．

次に，ヘマンジオル®投与中に月齢が6か月以上になったときで，離乳食の開始が1つのターニングポイントになる．離乳食が開始になると，それまでと違い大人と同じタイミングでの食事になり，夕食後の夜間に血糖値が下がりやすく空腹時投与をしがちになるので，特に低血糖の出現率が高くなる傾向があり，空腹時間が長くならないような生活リズムを心がけるよう指導する．

あるいは，ヘマンジオル®投与中に月齢が9か月以上になり離乳食が進んだ時期では，夜間の低血糖にさらなる注意を払うとともに，治療効果を確認し，症状に応じて適宜減量を考慮する．エキスパートガイドには明記されていないが，夜間の低血糖を避けるために朝1回の投与にする方法も広がりを見せている．

中止時のコツ

そして，ヘマンジオル®の中止の仕方についてもエキスパートガイドで目安が設定されるようになった．投与開始後24週を目安に有効性を評価し，投与継続の必要性を検討する．一定の効果が

得られている状態で，前回来院時に比べて治療効果がみられなくなった場合，投与開始から24週未満でも治療の終了を検討する．あるいは，治療効果が継続的にみられるときは，保護者には副作用のリスクについてあらためて十分に指導し，慣れからくる不適切な使用を未然に防ぐ．保護者指導の徹底をコメディカルに対しても強調することや，メーカーから提供されている資材を活用するのも有用であろう．

投与中止後・投与終了後

内服終了時に保護者には，再増大のリスクがあるため，再増大時には速やかに受診するよう伝え，受診された場合は再治療の必要性を検討する．もちろん，全例で治療再開や再投与が必要というわけではなく，経過観察で徐々に消退する場合もある．

後遺症の有無を確認し，必要に応じて毛細血管拡張や残存した脂肪組織あるいは瘢痕に対する治療計画を立て，保護者と相談する．将来レーザーや手術が必要そうであれば，適当な施設にその時点で早めに紹介しておくのもよいだろう．

以上のように，エキスパートガイドによりヘマンジオル®による治療がこれまで以上により明確なイメージを持って行いやすくなっており，投与開始も休薬も終了も躊躇なく行えるようになってきている．

他治療との使い分け

臨床の現場では，適切な経過観察のあり方や治療介入の判断のポイント，治療選択肢の位置づけについては全国レベルで様々なバリエーションがあると思われる．特に，ヘマンジオル®とレーザーとの使い分けについてはこれまでも議論があるが，結論は出るはずもないと考える．というのは，例えば診療科によったり，手術やレーザー治療などの選択肢がその施設，あるいは近隣であるかどうかで変わってくるからである．ヘマンジオル®の内服はだれがやっても一定の安定した効果

が出るが，手術やレーザーも熟達したドクターが行えば十分な，もしかすると内服以上の効果が期待できるかもしれないので，そのようなスキルと自信があればそちらを優先してもよいと考える．全く別のカテゴリの治療なわけであり，互いに排他的なものではなく，必要があれば併用してもよい．

なので，診療科ではなくその病院，その地域で血管腫やすべての治療法に一番詳しい人がリーダーシップをとって，実情に合わせてその時点で最良の治療を選択すればよいと筆者自身は考えている．

実際の投与例

月齢3か月未満で早期に紹介され，ヘマンジオル®を導入判断した症例(図6-a)．上記の基準でいうと，「導入を強く考慮する」とまではいえないが，増殖が急激で，腫瘍型で顔面に比較的広範囲であることから相対適応と判断し，保護者とも話し合ってヘマンジオル®を導入した．

少なくともこの症例については3か月未満と比較的早期に治療導入し，12週間後には後遺症を最小限に改善させることができた(図6-b，c)．

おわりに

今後の課題として，上記のように本剤の作用機序は不明であり，また，プロプラノロールは前述のようにβ_1受容体とβ_2受容体の両方を遮断するが，どちらの受容体がその作用に関与しているかもいまだ解明されていない．同じβ遮断薬であるアテノロールにも本症に対する有効性が認められている[11]．さらに，β遮断薬以外でもアンギオテンシン変換酵素阻害薬のカプトプリルの使用例も報告されているが，比較試験ではプロプラノロールの効果が優位であった[12]．ほかにも，最近PDGF/PI3K/Akt/mTOR経路の阻害による治療効果が注目されているイトラコナゾールを含め[13]，さらなる研究によって作用機序が明確になるとともに，いまだ不明である乳児血管腫の病態解明や，より安全な治療計画の策定も可能と思われる．

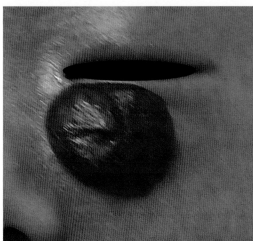

```
a
b | c
```

図 6.
実際の投与例
 a：治療開始前
 b：ヘマンジオル® 投与後 1 か月
 c：ヘマンジオル® 投与後 12 か月

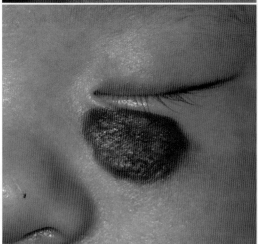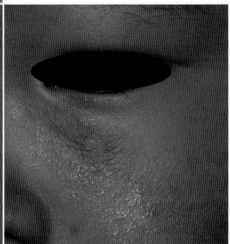

文　献

1) 2018 ISSVA Classification(https://www.issva. org/UserFiles/file/ISSVA-Classification-2018. pdf).

2) Tollefson MM, Frieden IJ：Early growth of infantile hemangiomas：what parents' photographs tell us. *Pediatrics*, **130**：e314-320, 2012.

3) Chang LC, Haggstrom AN, Drolet BA, et al：Growth characteristics of infantile hemangiomas：implications for management. *Pediatrics*, **122**：360-367, 2008.

4) Bowers RE, Graham EA, Tomlinson KM, et al：The natural history of the strawberry nevus. *Arch Dermatol*, **82**：667-680, 1960.

5) Baselga E, Roe E, Coulie J, et al：Risk factors for degree and type of sequelae after involution of untreated hemangiomas of infancy. *JAMA Dermatol*, **152**：1239-1243, 2016.

6) 血管腫・血管奇形・リンパ管奇形診療ガイドライン 2017(https://www.marianna-u.ac.jp/va/files/ vascular%20anomalies%20practice%20guide line%202017.pdf#view=FitV).

7) Krowchuk DP, Frieden IJ, Mancini AJ, et al：Clinical practice guideline for the management of infantile hemangiomas. *Pediatrics*, **143**：e20183475, 2019.

8) Léauté-Labrèze C, Dumas de la Roque E, Hubiche T, et al：Propranolol for severe hemangiomas of infancy. *N Engl J Med*, **358**：2649-2651, 2008.

9) Léauté-Labrèze C, Hoeger P, Mazereeuw-Hautier J, et al：A randomized, controlled trial of oral propranolol in infantile hemangioma. *N Engl J Med*, **372**：735-746, 2015.

10) マルホ株式会社：ヘマンジオルサイト(https:// www.maruho.co.jp/medical/hemangiol/treat ment/guide/).

11) Wang Q, Xiang B, Chen S, et al : Efficacy and safety of oral atenolol for the treatment of infantile haemangioma : A systematic review. *Australas J Dermatol*, **60** : 181-185, 2019.

12) Zaher H, Rasheed H, El-Komy MM, et al : Propranolol versus captopril in the treatment of infantile hemangioma(IH) : A randomized controlled trial. *J Am Acad Dermatol*, **74** : 499-505, 2016.

13) Chen S, Zhuang K, Sun K, et al : Itraconazole induces regression of infantile hemangioma via downregulation of the platelet-derived growth factor-D/PI3K/Akt/mTOR pathway. *J Invest Dermatol*, **139** : 1574-1582, 2019.

Monthly Book

デルマ
Derma. No.255

皮膚科医向けオールカラー月刊誌

皮膚科治療薬 処方ガイド
―年齢・病態に応じた薬の使い方―

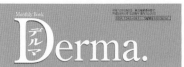

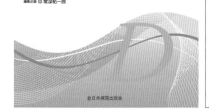

好 評

2017年4月 増刊号
編集企画：常深祐一郎（東京女子医科大学准教授）
定価（本体価格5,600円＋税） B5判 216ページ

治療薬が主役の実践的解説書
皮膚科診療で使用される薬剤についての最前線をまとめた一書です．処方量はどうすべきか，併用禁忌薬は何か，小児や妊婦などの患者さんに処方する際の注意点は何か，診療に即した内容でエキスパートが解説．
治療薬ごとに項目立てされており，処方前に浮かんだ疑問点をすぐに解決することができる充実の内容となっております．

目 次

（株）全日本病院出版会　www.zenniti.com

〒113-0033　東京都文京区本郷 3-16-4　電話（03）5689-5989　FAX（03）5689-8030

MB Derma, 302：65-70, 2020.

◆特集／詳しく知りたい！新しい皮膚科の薬の使い方

爪白癬に用いられる内服抗真菌薬

岩澤真理*

Key words：爪白癬(tinea unguium)，浅在性白癬(tinea superficialis)，ホスラブコナゾール(fosravuconazole)，トリコフィトン・ルブルム(*Trichophyton rubrum*)，トリコフィトン・メンタグロフィテス(*Trichophyton mentagrophytes*)

Abstract 爪白癬は非常にありふれた疾患であるが，日常診療では完全治癒の達成に困難を感じることが多い．これまで爪白癬に適応のある経口抗真菌薬はテルビナフィンとイトラコナゾールの2剤であったが，薬物相互作用や副作用の問題で選択できない症例が多かった．外用治療薬はエフィナコナゾールとルリコナゾールの登場で効果が期待できるようになったものの，完全治癒に至る症例は一部にすぎない．2018年に経口爪白癬治療薬の新薬ホスラブコナゾール(ネイリン®カプセル)が承認された．投与開始後48週の完全治癒率59.4％という高い有効性に加え，薬剤相互作用や副作用が少なく，服薬期間が12週間と短いことが特徴である．

はじめに

爪白癬(tinea unguium)は浅在性白癬(tinea superficialis)の一病型で，有病率は10.0％，日本全体での患者数は約1,200万人と推計されており[1]，日常診療で非常にありふれた疾患である．足爪白癬は足白癬からの連続性感染，指爪白癬は足白癬や生毛部白癬の掻破による自家接種性感染によって起こり，爪甲内に白癬菌が侵入，増殖して爪甲下の角質増殖を生じ，爪の肥厚，混濁，変形，崩壊を引き起こす[2]．多くは自覚症状に乏しく，患者本人が気にしていない，あるいは気づいていないことも多々ある．病因菌はトリコフィトン・ルブルム(*Trichophyton*(*T.*) *rubrum*)が最多で約85％を占め，次いでトリコフィトン・メンタグロフィテス(*T. mentagrophytes*)が約14％で，この2菌種でほとんどを占める[3]．治療には抗真菌薬の内服が最も有効であるが，これまで使用してきた経口抗真菌薬のテルビナフィンやイトラコ

ナゾールは，薬物相互作用や副作用との兼ね合いで選択できないことが多かった．内服できない症例に対しては外用薬で治療していたが，2014年以前は爪白癬に適応のない足白癬用の外用薬しか存在せず，爪を削って外用液をしみこませたり，密封療法(occlusive dressing treatment；ODT)を行ったりと工夫していたものの，満足な治療効果は得られなかった．そのため，菌のバイアビリティを抑制して他部位や他人に感染させないことを目標とした治療にすぎなかった．2014年にエフィナコナゾール爪外用液10％(クレナフィン®爪外用液10％)，2016年にルリコナゾール爪外用液5％(ルコナック®爪外用液5％)がエビデンスのある爪白癬外用薬として承認され，外用治療で効果が期待できるようになったのは注目される出来事であった．しかしそれでもなお，48週外用後の完全治癒率は15％前後と高いとはいえず，長い治療期間中に脱落する患者が多いこともあり，外用治療で治癒を達成する患者は一部でしかなかった．そのようななか，2018年に経口爪白癬治療薬としては約20年ぶりの新薬としてホスラブコナ

* Mari IWASAWA，〒292-0805 木更津市大和
2-21-16 きさらづ皮膚科クリニック

ゾール（ネイリン®カプセル）が承認され，期待されている．

本稿では，ホスラブコナゾールの特徴，ホスラブコナゾールを選択すべき症例，外用療法との違い，治療評価など臨床現場での工夫について紹介する．

ホスラブコナゾールの特徴

ラブコナゾールのプロドラッグであるホスラブコナゾールは，経口投与後，体内で速やかにラブコナゾールに代謝され，真菌細胞膜のエルゴステロール生合成を阻害することにより高い抗真菌作用を示す．用法・用量は1日1回100 mg 12週間投与であり，国内第Ⅲ相臨床試験では，投与開始後48週の真菌学的陰性化率82.0％，爪甲混濁部の面積比減少率85.6％，完全治癒率59.4％であり，有効性が高い[4]．他の経口抗真菌薬との比較試験はなされていないが，LION studyにおけるテルビナフィン（250 mg/日）16週間連日投与72週後の完全治癒率55.1％，イトラコナゾールパルス療法（400 mg/日，1週間投与後3週間休薬）3クール72週後の完全治癒率23.4％の成績[5]と比較して同等かそれ以上の十分な有効性があると考えられる．

ホスラブコナゾールは併用禁忌薬がなく，併用注意薬が少ない（シンバスタチン，ミダゾラム，ワルファリンのみ）ことも特徴である．テルビナフィンも併用禁忌薬がなく，他の薬剤を服用している症例の多くに使用しやすかったが，イトラコナゾールは併用禁忌薬や併用注意薬が多数あり，基礎疾患がある症例には使用困難であった．

副作用は，テルビナフィンは重篤な肝障害，汎血球減少，無顆粒球症，血小板減少が現れることがあり，死亡に至った例も報告されているため，定期的に肝機能検査および血液検査を行いながらの慎重な投与が必要である．イトラコナゾールとホスラブコナゾールは，テルビナフィンに比較して重篤な副作用の頻度が低い．ホスラブコナゾールの注意すべき副作用については後述する．

服用方法では，イトラコナゾールは脂溶性で，消化管からの吸収が悪いため食直後に内服する必要があったが，ホスラブコナゾールは水溶性で，消化管からの吸収がよいため食事に関係なく服用でき，利便性が向上した．

投与期間は，テルビナフィンは6か月と長かったため，副作用や自己判断により治療が中断してしまうことがしばしばあった．イトラコナゾールはパルス療法のため内服する日数は少ないが，1日の内服量が多く，飲み方がやや複雑であった．ホスラブコナゾールは1日1カプセル12週間と短い期間で終了するため，治療を完遂しやすくなった．

以上をまとめると，ホスラブコナゾールの特徴は治療効果が高く，併用禁忌薬がなく，投与期間が短いことである．

ホスラブコナゾールを選択すべき症例

直接鏡検により爪白癬と確実に診断され，肝機能障害などが問題ない症例では，内服療法が第一選択である．なかでも，罹患爪の多い症例や，接触や掻破により他への感染が問題になる手爪白癬の症例，体部白癬や股部白癬など複数箇所の白癬を合併し広範囲な治療を要する症例，角化型白癬を合併している症例は，内服療法のよい適応である．併用薬にシンバスタチン，ワルファリンがない症例では，ホスラブコナゾールを選択したい．特に，これまで副作用を心配して内服療法を躊躇していた症例や，内服薬の代替として外用抗真菌薬で加療していたが改善がみられない症例においてホスラブコナゾールが新しい選択肢となり，効果が期待される[6]．

併用注意薬があるときの工夫と薬剤選択

イトラコナゾール，ホスラブコナゾールなどのアゾール系抗真菌薬は，薬物代謝酵素であるCYPを阻害することにより薬物相互作用を引き起こす．イトラコナゾールはCYP3Aを強力に阻害するため，CYP3A4で代謝される薬剤との併用が禁

忌となっている．例えばシンバスタチンは AUC が約 19 倍に上昇し，横紋筋融解症の副作用が出る危険がある．ラブコナゾールも CYP3A を阻害するが，その程度はイトラコナゾールと比較して小さく，シンバスタチンの AUC 上昇は約 4 倍であり，注意は必要だが禁忌ではない．プラバスタチン，ロスバスタチンはラブコナゾールとの相互作用が問題にならない．シンバスタチンを服用している症例では治療期間中にプラバスタチンなどに変更するか，テルビナフィンを選択するとよい．

アゾール系抗真菌薬とワルファリンを併用すると，ワルファリンの作用が増強し，著しい INR 上昇が現れることがある．ワルファリン内服中の症例では，テルビナフィンを選択する．

注意すべき副作用

ホスラブコナゾールの主な副作用は肝機能障害・肝機能検査値異常で，なかでも γGTP 増加は最も頻度が高く，国内第 III 相臨床試験で 16/101 例，15.8％でみられた[7]．16 例のうち 8 例は γGTP が単独で上昇し，AST，ALT は基準範囲内で，多くに飲酒習慣がみられたことから，ラブコナゾールとアルコールが代謝される過程で酵素誘導により γGTP が増加し，肝細胞障害は発生していないと考えられている[7]．よって γGTP 単独上昇時の中止基準は特に指定されていないが，500 を超える異常高値の際は中止するのが無難である．

AST，ALT，γGTP の 3 項目がともに増加した場合は，肝細胞障害が発生している可能性があるため，AST，ALT が基準値上限の 2.5 倍以上あるいは 100 U/L 以上になった場合（厚生省の医薬品等の副作用の重篤度分類のグレード 2 以上）で休薬する[7]．

ホスラブコナゾールは，国内第 III 相臨床試験においては重篤な副作用がなく，定期的な血液検査および肝機能検査が義務づけられていなかったが，市販直後調査最終報告では重篤な副作用が計 28 件（肝胆道系障害 10 件，皮膚および皮下組織障害 6 件，腎障害・腎機能障害 2 件など）報告され

た[8]．これらの副作用に適切な対応を行うため，投与開始前と副作用が出やすい 6〜8 週時に血液検査を実施することが望まれている[7]．

当院では投与開始前，内服 4 週時，8 週時，12 週（内服終了）時に血液検査（検査項目は血算，AST，ALT，ALP，γGTP，BUN，クレアチニン）を行い，経過中に異常がみられた場合は，引き続き血液検査を行ってフォローアップしている．γGTP は半減期が長いため下がるのにある程度の時間がかかる．重症度にもよるが，グレード 1〜2 であれば 4 週間後に再検査を行っている．

外用療法との違い

外用療法は内服療法よりも完全治癒率が低いが，重篤な副作用がなく内服療法よりも安全性が高いことが最大の利点である．中等症（爪甲混濁面積 20〜50％）の爪白癬患者にエフィナコナゾール爪外用液 10％48 週外用後の 52 週での完全治癒率は 17.8％[9]，ルリコナゾール爪外用液 5％48 週外用後の完全治癒率は 14.9％[10]である．肝機能障害などで内服できない，あるいは内服治療を希望しない中等症以下の爪白癬患者に有用であると推奨されている（推奨度 B）[11]．治療期間が長くかかるため，アドヒアランスが低下しやすいのが問題点である．

治療評価

経口爪白癬治療薬は，既に感染し混濁した爪甲を回復させるものではなく，基部から正常な爪が伸びることで正常爪に置き換わるため，爪の伸長期間を考慮して経過観察する．爪がすべて新しい爪に生え換わるための伸長期間は，手の爪で 4〜6 か月，足の爪では 12〜18 か月である[1]．カルテに爪の状態を図示する．ノギスで計測するほかに写真撮影やダーモスコピー撮影をすると，わずかな変化でもわかりやすく治療評価に役立つ．

臨床現場での工夫

爪白癬の治療では，直接鏡検で爪内の真菌要素

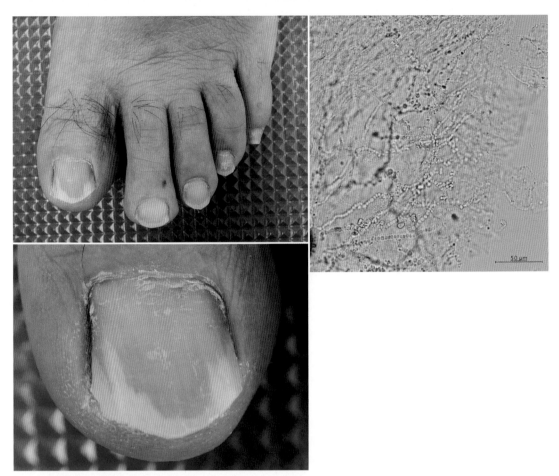

図 1. 遠位側縁爪甲下爪真菌症(distal and lateral subungual onychomycosis；DLSO)の症例
爪床側から鑷子を進め，搔きとりながらなるべく基部に近い部分の検体を採取した．直接鏡検で
菌糸形と分節胞子が認められた．

を証明し，爪白癬と確定診断することが最も重要である．検体採取には経験と習熟が必要である．DLSO 型爪白癬では，爪の先端部から検体を採取すると古い変性した菌糸であることが多いため，できるだけ爪の基部に近く爪床に近いところから採取する．遠位側縁爪甲下爪真菌症(distal and lateral subungual onychomycosis；DLSO)型爪白癬では主に菌糸形や分節胞子が認められる(図1)．表在性白色爪真菌症(superficial white onychomycosis；SWO)型爪白癬では，白濁した爪の表面を削って採取すると極めて多数の球状の胞子が認められる(図2)．SWO 型爪白癬では外用抗真菌薬でも十分な治療効果が得られる．菌種を同定したい場合は真菌培養を併せて行う．当院では *T. rubrum* と *T. mentagrophytes* の鑑別が容易な，シ

クロヘキシミド・クロラムフェニコール添加・ポテトデキストロース寒天(PDA)培地を使用している．培養の結果，ときに白癬菌でなくカンジダや，他の真菌による爪真菌症であったことが判明することもある．爪の培養においては，直接鏡検で多数の菌要素がみられた場合でも，外用薬使用歴，乾燥，コンタミネーションなどにより培養不成功のことが多々あるため，足白癬や体部白癬の合併があれば鱗屑の真菌培養も行うとよい．爪甲の中央に空洞を形成する症例では，空洞部を開窓して検体を採取し直接鏡検すると，分枝した短い菌糸が多数集まった菌塊(dermatophytoma)を認める(図3)．空洞部分はグラインダーなどで削り，抗真菌薬の外用を併用するとよい．重症の DLSO 型爪白癬や，罹患爪の肥厚が著しい全異栄養性爪

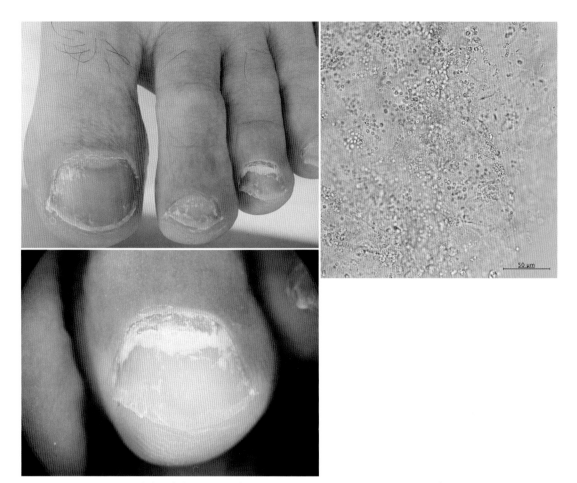

図 2. 表在性白色爪真菌症(superficial white onychomycosis；SWO)の症例
白濁した爪の表面を削って検体を採取した．直接鏡検で球状の胞子が多数認められた．

真菌症(total dystrophic onychomycosis；TDO)型爪白癬の症例，楔型の病型(yellow spike)，高齢者など爪の伸びが遅い症例でも，必要に応じて爪削りなどの物理的処置を併用するとよい．保険適用上，経口爪白癬治療薬とエフィナコナゾール爪外用液10％やルリコナゾール爪外用液5％を併用できないため，ルリコナゾール外用液1％やブテナフィンクリームなどを使用している．48週後以降に爪の肥厚や変形が残る場合には，爪白癬が残存しているのか，爪甲鉤彎症などの別の爪疾患によるものか，直接鏡検で確認して判断する．残存する爪白癬病変があれば，2回目の治療を検討する必要があるかもしれない．

　爪白癬は診断から治療まで手間や時間がかかるが，1例1例確実な診断を心がけ，新しい抗真菌薬を上手に使いこなし，完全治癒を目指したい．

文　献

1) 仲　弥，宮川俊一，服部尚子ほか：足白癬・爪白癬の実態と潜在罹患率の大規模疫学調査(Foot Check 2007)．日臨皮会誌，**26**(1)：27-36，2009.
2) 比留間政太郎：皮膚糸状菌症(白癬)の臨床面．*Jpn J Med Mycol*，**48**(3)：116-119，2007.
3) 日本医真菌学会疫学調査委員会：2002年次皮膚真菌症疫学調査報告．*Jpn J Med Mycol*，**47**(2)：103-111，2006.
4) Watanabe S, Tsubouchi I, Okubo A：Efficacy and safety of fosravuconazole L-lysine ethanolate, a novel oral triazole antifungal agent, for the treatment of onychomycosis：A multicenter, double-blind, randomized phase Ⅲ study. *J Dermatol*，**45**(10)：1151-1159, 2018.
5) Evans EGV, Sigurgeirsson B：Double blind, randomised study of continuous terbinafine com-

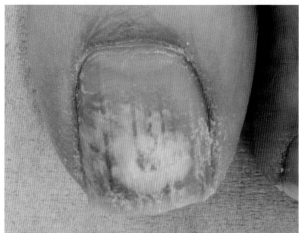

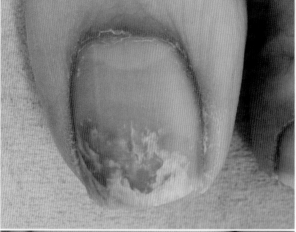

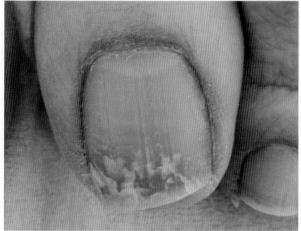

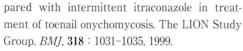

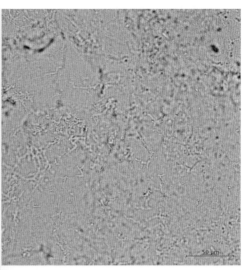

```
a | d
b |
c |
```
50 µm

図 3.
爪甲の中央に空洞を形成していた症例
空洞部を開窓して検体を採取し直接鏡検したところ,
分枝した短い菌糸が多数集まり塊状になっていた
(dermatophytoma). ホスラブコナゾール 12 週間投与
と, 空洞部の削り処置, ブテナフィンクリーム外用を
併用した.
　　a：ホスラブコナゾール投与開始時
　　b：投与開始後 6 週
　　c：投与開始後 12 週
　　d：直接鏡検所見

pared with intermittent itraconazole in treatment of toenail onychomycosis. The LION Study Group. *BMJ*, **318**：1031-1035, 1999.
6) 原田和俊：爪白癬治療におけるホスラブコナゾールの位置づけ. 日臨皮会誌, **36**(1)：31-34, 2019.
7) 常深祐一郎, 原田和俊, 五十嵐敦之ほか：新規アゾール系経口爪白癬治療薬ホスラブコナ�ゾール L-リシンエタノール付加物による肝機能検査値異常—第Ⅲ相臨床試験データの分析結果—. 臨床医薬, **34**(12)：839-846, 2018.
8) 佐藤製薬株式会社資料：ネイリン® カプセル 100 mg 市販直後調査最終報告(集計対象期間：2018 年 7 月 27 日〜2019 年 1 月 26 日).
9) Elewski BE, Rich P, Pollak R, et al：Efinaconazole 10% solution in the treatment of toenail onychomycosis：Two phase Ⅲ multicenter, randomized, double-blind studies. *J Am Acad Dermatol*, **68**(4)：600-608, 2013.
10) Watanabe S, Kishida H, Okubo A：Efficacy and safety of luliconazole 5% nail solution for the treatment of onychomycosis：A multicenter, double-blind, randomized phase Ⅲ study. *J Dermatol*, **44**(7)：753-759, 2017.
11) 日本皮膚科学会皮膚真菌症診療ガイドライン改訂委員会：日本皮膚科学会皮膚真菌症診療ガイドライン 2019. 日皮会誌, **129**(13)：2639-2673, 2019.

MB Derma, 302：71-76, 2020.

◆特集／詳しく知りたい！新しい皮膚科の薬の使い方

皮膚感染症の治療に用いられる抗菌薬

山﨑　修*

Key words：皮膚軟部組織感染症（skin and soft tissue infections），薬剤耐性（drug resistance），MRSA（methicillin-resistant *Staphylococcus aureus*），外用抗菌薬（antibacterial topical drug），テジゾリド（tedizolid），オゼノキサシン（ozenoxacin）

Abstract　薬剤耐性菌の出現と蔓延，さらに治療薬の開発の停滞が世界的に問題になっている．本邦でも 2016 年以降に上市された皮膚軟部組織感染症の適応を有する抗菌薬は，抗 MRSA 薬のテジゾリドとキノロン系の外用抗菌薬オゼノキサシンのわずか 2 剤のみである．皮膚軟部組織感染症における抗 MRSA 薬と外用抗菌薬の使い方について概説する．皮膚軟部組織感染症は MRSA が検出された場合は CA-MRSA のことが多く，軽症～中等症の場合は抗 MRSA 薬の投与は必要ないが，重症の場合は抗 MRSA 薬を投与する．バンコマイシン，テイコプラニン，ダプトマイシン，リネゾリド，テジゾリド，アルベカシンがある．また外用抗菌薬は原則として補助的治療であるが，感作や耐性菌の問題もある．薬剤耐性菌を減少させるためには，現行の抗菌薬の特性を十分理解し，適正使用していくことが重要である．

はじめに

　近年，新規の抗菌薬の開発は激減している．2016 年以降に本邦で上市された皮膚軟部組織感染症の適応を有する抗菌薬は，抗 MRSA 薬のテジゾリドとキノロン系外用抗菌薬のオゼノキサシンのわずか 2 剤のみである．本稿では，この 2 剤に関連して皮膚軟部組織感染症における抗 MRSA 薬と外用抗菌薬の使い方について概説する．

抗菌薬がなぜ開発されないのか

　耐性菌の出現と蔓延，さらに感染症に対する治療薬の開発の停滞が世界的に問題になっている[1]．日本では，新薬の開発には臨床試験や審査など長期の年月と膨大な費用がかかる．耐性菌の症例が比較的少ないことも臨床試験が進まない原因である．さらに，製薬企業が感染症治療薬の開発から撤退している理由は収益性が低いことにある．企業が販売権を独占できる期間は 5～10 年であり，その後ジェネリック医薬品が販売可能になる．感染症は急性疾患が大半であるため，比較的短期間で終了する抗菌薬の開発は，開発のための研究費用を回収できないことになる[2]．糖尿病，高血圧，高脂血症，神経系の慢性疾患治療薬や抗がん剤は利益が膨大であり，それらの開発のほうがメリットが大きい．

皮膚科領域での MRSA 感染症の治療

　MRSA が検出された場合は，感染か定着や critical colonization の見極めが重要で，定着や critical colonization の場合は抗菌薬を投与しない．軽症～中等症の皮膚軟部組織感染症で MRSA が検出された場合は CA-MRSA の可能性が高いので，ミノサイクリン，ホスフォマイシン，ST 合剤，クリンダマイシンなどから選択する．カルバペネ

* Osamu YAMASAKI，〒700-8558 岡山市北区鹿田町 2-5-1　岡山大学大学院医歯薬学総合研究科皮膚科学分野，准教授

表 1. 疾患別抗 MRSA 薬の選択（文献 3 より）

疾　患		第一選択	代替薬
皮膚・軟部組織感染症	深在性皮膚感染症，慢性膿皮症	DAP（A-1）	TEIC（B-2）
		LZD（A-1）	ABK（B-2）＊
		TZD（A-1）	
		VCM（A-1）＊	
	外傷・熱傷および手術創の二次感染	VCM（A-1）	TEIC（B-2）
		LZD（A-1）	ABK（B-2）＊
		TZD（A-1）	
		DAP（A-1）	
	びらん・潰瘍の二次感染	DAP（A-1）	TEIC（B-2）＊
		TZD（A-1）	ABK（B-2）＊
		VCM（A-2）＊	
		LZD（A-2）＊	

DAP：ダプトマイシン，LZD：リネゾリド，TZD：テジゾリド，
VCM：バンコマイシン，TEIC：テイコプラニン，ABK：アルベカシン
＊：保険適用外

ム系，ファロペネム，キノロン系が有効なこともある．テトラサイクリンは 8 歳以下の小児に使用すべきではない．キノロン系も 15 歳以下では使用できない薬剤もある．重症例や全身症状を伴う皮膚軟部組織感染症で，MRSA 感染症が疑われる場合では抗 MRSA 薬を投与する[3]．バンコマイシン，テイコプラニン，ダプトマイシン，リネゾリド，テジゾリド，アルベカシンがある．日本化学療法学会・日本感染症学会の MRSA 感染症の治療ガイドラインにおける推奨度を表 1 に示す．

抗 MRSA 薬

1．バンコマイシン；VCM（塩酸バンコマイシン・バンコマイシン）

VCM はグリコペプチド系抗生物質であり，細菌の細胞分裂時の細胞壁 mucopeptide 合成の初期段階を阻害し，好気性および嫌気性のグラム陽性菌に殺菌作用があり，特に MRSA には有効な抗生物質である[4]．① MRSA による敗血症，感染性心内膜炎，外傷・熱傷・手術創の二次感染，骨髄炎，関節炎，肺炎，肺膿瘍，膿胸，腹膜炎，化膿性髄膜炎，② ペニシリン耐性球菌による敗血症，肺炎，化膿性髄膜炎が適応症である．初回投与設計は，腎機能正常例において 1 回 15〜20 mg/kg を 12 時間ごとに投与する．ただし 1 日 3 g 以上の投与は慎重に行い，上限は 4 g である．投与後は治療薬物モニタリング（TDM）を実施し，有効性と安全性を確認する[5]．副作用として腎障害，第 8 脳神経障害などがある．

2．テイコプラニン；TEIC（タゴシッド®）

VCM と同様の MRSA などに対するグリコペプチド系抗菌薬である．細菌の細胞壁ペプチドグリカン前駆体の C 末端部分の D-Ala-D-Ala 部位に結合し，細菌細胞壁合成を阻害することにより，グラム陽性球菌に対して広い抗菌活性を示す[6]．薬理学的な特性として，VCM と比較して長い半減期（約 60 時間）と大きな分布容積が挙げられる[3]．初回投与時には負荷投与を行う必要がある．治療濃度範囲は，トラフ時の血中濃度が関係する．適用症は MRSA による敗血症，深在性皮膚感染症，慢性膿皮症，外傷・熱傷・手術創などの二次感染，肺炎，膿胸，慢性呼吸器感染症の二次感染である．TEIC は，VCM と臨床効果に大きな差はなく，腎毒性や皮膚毒性が少ないことが特徴である[7][8]．重大な副作用としてショック，第 8 脳神経障害などがある．

3．ダプトマイシン；DAP（キュビシン®）

環状リポペプチド系抗生物質製剤の抗 MRSA 薬である．カルシウムイオンの存在下で，細胞膜上に存在するカリウムイオンチャンネルに作用

し，カリウムイオンを流出させるとともに，脱極させることで殺菌的に作用する[9]．敗血症，感染性心内膜炎，深在性皮膚感染症，外傷・熱傷および手術創などの二次感染，びらん・潰瘍の二次感染が適応症である．肺胞上のサーファクタントに結合して失活するので肺炎には無効である[10]．複雑性皮膚軟部組織感染症に対する海外の第Ⅲ相試験において 74.5％という有効性を示した[11]．通常，成人には DAP として，敗血症，感染性心内膜炎には 1 日 1 回 6 mg/kg を 24 時間ごとに静脈内注射する．その他，1 日 1 回 4 mg/kg を 24 時間ごとに静脈内注射する．

4．リネゾリド；LZD（ザイボックス®）

ブドウ球菌属，レンサ球菌属，腸球菌などのグラム陽性菌に対して抗菌活性を有するオキサゾリジノン系抗菌薬である．リボソームの 50S サブユニットに結合して 70S 開始複合体の形成を阻害することにより，細菌の蛋白合成が阻害され，菌の増殖を抑制する．静菌的に作用する．VCM の肺，皮膚，骨，髄液移行性は高くはないが，LZD は優れた組織移行性を有している[12]．2001 年にバンコマイシン耐性腸球菌（VRE）に保険適用され，その後 2006 年に MRSA に追加承認された．適応症は MRSA による敗血症，深在性皮膚感染症，慢性膿皮症，外傷・熱傷および手術創などの二次感染，肺炎である．貧血や血小板減少などが代表的な有害事象である．

5．テジゾリド；TZD（シベクトロ®）

テジゾリドリン酸エステルは，オキサゾリジノン系合成抗菌薬である．プロドラッグ（リン酸エステル）であり，生体内ホスファターゼにより，細菌学的に活性を有する TZD に変換される．細菌リボゾーム 50S サブユニットの 23SrRNA に作用し，70S 開始複合体の形成を阻害することによって翻訳開始反応を抑制し，蛋白合成を阻害し，菌の増殖を抑制する．

皮膚軟部組織感染症患者を対象とした国内第Ⅲ相試験において，臨床効果（治癒率）は 86.2％，治癒判定時の微生物学的効果（消失率）は 93.1％で

あった[13]．LZD と比較した海外の第Ⅲ相試験においては，投与開始後 48〜72 時間の早期臨床効果（有効率）は LZD と比較し非劣勢を示した[14]．また，消化管症状や血小板減少の副作用は LZD より少なかった[14]．1 日 1 回投与の薬剤であり，静脈内投与から経口投与へ切り替えが可能である．

6．硫酸アルベカシン；ABK（ハベカシン®・デコンタシン®・ブルバトシン®）

アミノグリコシド系の薬剤で，保険適用上は抗 MRSA 薬となっているが，アミカシンと類似の抗菌活性を示す．細菌のリボゾームに作用し，蛋白合成を阻害し，殺菌的に作用する．PK/PD 理論に基づいた投与法である 1 日 1 回投与が承認された．胸水，腹水，心嚢液，滑膜液へは移行良好であるが，髄液，疣贅へは移行不良である．腎障害のある患者に対しては，投与量は変更せず，投与間隔をあけることで対処できるが，TDM を行えば，さらに詳細な対応が可能である．副作用として腎障害，第 8 脳神経障害などがある．

外用抗菌薬

1．薬剤と適応疾患

各外用抗菌薬と適応疾患を表 2 に示す．皮膚感染症の主たる治療は抗菌薬の全身投与であり，原則として外用抗菌薬は補助的治療である．消毒や洗浄などの創傷に対する治療指針の変化や創傷被覆材による閉鎖性ドレッシングの台頭などで，創傷部に外用抗菌薬はあまり使用されなくなった．表在性皮膚感染症や痤瘡を中心に用いる．黄色ブドウ球菌による伝染性膿痂疹，毛包炎，尋常性毛瘡など，その他に深在性皮膚感染症，慢性膿皮症，外傷・熱傷・手術創，びらん・潰瘍などの二次感染にも適用があるが，実際には十分な効果を得られることは少なく，経口や点滴で抗菌薬の全身投与を要することが多い．ナジフロキサシンやオゼノキサシンは炎症を伴う尋常性痤瘡，毛包炎・尋常性毛瘡に限って使用する．スルファジアジン銀クリーム，白糖・ポビドンヨード配合剤は熱傷・手術創の皮膚潰瘍に使用する．

表 2. 外用抗菌薬の一般名と商品名，適応疾患

薬剤名	商品名(剤形)	適応疾患						
		表在性皮膚感染症	深在性皮膚感染症	外傷・熱傷・手術創などの二次感染	びらん・潰瘍の二次感染	慢性膿皮症	痤瘡(炎症を伴う)	腋臭症
テトラサイクリン塩酸塩	アクロマイシン®軟膏	●	●			●		
オキシテトラサイクリン/ポリミキシンB	テラマイシン®軟膏	●	●	●	●	●		
クロラムフェニコール	クロロマイセチン®軟膏	●	●			●		
ゲンタマイシン硫酸塩	ゲンタシン®(軟膏・クリーム)	●						
フラジオマイシン	ソフラチュール®(貼付剤)							
フラジオマイシン+バシトラシン	バラマイシン®軟膏	●	●	●	●	●		●
ナジフロキサシン	アクアチム®(軟膏・クリーム・ローション)	●	●				●	
オゼノキサシン	ゼビアックス®(ローション)	●					●	
フシジン酸ナトリウム	フシジンレオ®(軟膏)	●	●	●		●		
ムピロシンカルシウム	バクトロバン®(鼻腔用軟膏)	鼻腔用 MRSA 保菌者						

2．基本的な使い方[15]

理想的には目的とする菌に対して高い抗菌力を有する外用薬を選択する．他剤と交差耐性がなく，経皮感作性が低く，全身投与の可能性が低い薬剤を選択する．抗菌外用薬を用いると稀に経皮感作が成立して，接触皮膚炎を惹起することがある．接触皮膚炎を起こした場合は創治癒が遷延化する．接触皮膚炎の紅斑を感染症による発赤と勘違いして，外用抗菌薬を継続しないようにする．接触皮膚炎を生じた外用薬と交差感作性のある薬剤を全身性に投与された場合，全身性の接触皮膚炎や薬疹を生じることがある．アミノグリコシド系(ゲンタシン®，ソフラチュール®，バラマイシン®)やフラジオマイシン硫酸塩は経皮感作性が高い．抗菌薬を含有する眼科用剤，耳鼻科用剤，痔疾用剤もある．広範囲な病変に長期にわたり使用した場合に，吸収されて全身性の副作用がみられる可能性がある．アミノグリコシド系による難聴，クリンダマイシンリン酸エステルによる偽膜性腸炎の報告がある．

3．外用指導と注意点

1日1回〜数回患部に塗布する．密封可能な部位や広範囲の場合はガーゼや綿状創傷被覆・保護材などにのばしたものを患部に貼付する．抗菌作用を発揮するには十分な量を塗布することが必要で，fingertip unit(FTU)の考え方で外用する．クリーム剤は浸透性には優れているが，基剤が刺激性を有するため浅在性病変には使用しない．効果が認められない場合は使用を中止し，抗菌薬の全身投与を考慮する．

アトピー性皮膚炎の湿疹部などの黄色ブドウ球菌の皮膚定着部では，急速に高度耐性菌を選択するため用いない．黄色ブドウ球菌では耐性菌が多く存在するため，耐性度に注意して外用抗菌薬を選択する．黄色ブドウ球菌がバイオフィルムを形成した場合，通常の抗菌外用薬はその効果を失う．スルファジアジン銀クリーム，白糖・ポビドンヨードは黄色ブドウ球菌に対して抗バイオフィルム作用を有する．

4．ムピロシン(バクトロバン®鼻腔用軟膏)

バクトロバン®鼻腔用軟膏は，MRSA 感染症発症の危険性の高い易感染患者，易感染患者から隔離することが困難な入院患者，易感染患者に接する医療従事者が保菌する鼻腔内の MRSA の除菌に限って1日3回，3日間鼻腔内塗布する．海外では膿痂疹や熱傷の二次感染などでも推奨されているが，本邦では鼻腔除菌に限られている．

5．オゼノキサシンローション(ゼビアックス®ローション)

　細菌の DNA 複製に関与する DNA ジャイレースおよびトポイソメラーゼⅣを阻害して抗菌作用を発揮する．尋常性痤瘡や表在性皮膚感染症の病態に関与する *Propionibacterium acnes, Staphylococcus epidermidis, Staphylococcus aureus* を含む，各種好気性および嫌気性のグラム陽性菌とグラム陰性菌に対して幅広い抗菌スペクトルを示す．また，尋常性痤瘡あるいは表在性皮膚感染症患者から分離された *P. acnes, S. epidermidis, S. aureus*，その他の *coagulase-negative staphylococci*，および皮膚由来臨床分離 MRSA に対して高い抗菌作用を示した[16]．表在性皮膚感染症患者および尋常性痤瘡患者を対象とした第Ⅲ相試験[17][18]で有効性を示しており，オゼノキサシンローションは尋常性痤瘡および表在性皮膚感染症に保険適用である．毛包炎，尋常性毛瘡，化膿性汗孔周囲炎，膿痂疹などに1日1回塗布する．

薬剤耐性(AMR)アクションプラン

　2015年5月，世界保健機関(WHO)の総会では，薬剤耐性に関する国際行動計画が採択され，加盟各国では自国の行動計画が策定されることとなり，国内では2015年11月に厚生労働省内に「薬剤耐性(AMR)タスクフォース」が設置された．そのなかで2016〜2020年の5年計画で，「薬剤耐性(AMR)対策アクションプラン」[19]に取り組んでいる．このプランのなかで臨床医が行う内容は，抗菌薬の適正使用である．成果指標として，2020年までに主な耐性菌の薬剤耐性率を引き下げる目標値が設定されている．

おわりに

　薬剤耐性菌を減少させるためには，皮膚科医に限らず，抗菌薬を適正使用していくべきである．我々は現行の抗菌薬の特性を十分理解し，適切に使用していくことが重要である．

文　献

1) 山口敏行：新しい抗菌薬．皮膚臨床，**58**：893-899，2016.
2) 松本哲哉：新規抗菌薬の開発．日内会誌，**103**：2282-2291，2014.
3) 日本化学療法学会・日本感染症学会/MRSA 感染症の治療ガイドライン作成委員会(編)：MRSA 感染症の治療ガイドライン 2019年改訂版.
4) 高橋佳子，竹末芳生：グリコペプチド系およびオキサゾリジノン系，ダプトマイシンの使い方．抗菌薬適正使用生涯教育テキスト改訂版(公益社団法人日本化学療法学会抗菌化学療法認定医認定制度審議委員会編)，pp. 187-198，2013.
5) 竹末芳生，大曲貴夫，岡田賢二ほか：公益社団法人日本化学療法学会・一般社団法人日本 TDM 学会 抗菌薬 TDM ガイドライン作成委員会：抗菌薬 TDM ガイドライン 2016．日化療誌，**64**：387-477，2016.
6) Spencer CM, Bryson HM：Teicoplanin：a pharmacoeconomic evaluation of its use in the treatment of Gram-positive infections. *Pharmacoeconomics*, **7**：357-374, 1995.
7) Cavalcanti AB, Goncalves AR, Almeida CS, et al：Teicoplanin versus vancomycin for proven or suspected infection. *Cochrane Database Syst Rev*, **6**：CD007022, 2010.
8) Wood MJ：The comparative efficacy and safety of teicoplanin and vancomycin. *J Antimicrob Chemother*, **37**：209-222, 1996.
9) Kosmidis C, Levine DP：Daptomycin：pharmacology and clinical use. *Expert Opin Pharmacother*, **11**：615-625, 2011.
10) Silverman JA, Mortin LI, Vanpraagh AD, et al：Inhibition of daptomycin by pulmonary surfactant：*in vitro* modeling and clinical impact. *J Infect Dis*, **191**：2149-2152, 2005.
11) Arbeit RD, Maki D, Tally FP, et al；Daptomycin 98-01 and 99-01 Investigators：The safety and efficacy of daptomycin for the treatment of complicated skin and skin-structure infections. *Clin Infect Dis*, **38**：1673-1681, 2004.
12) 浜田幸宏，山岸由佳，三鴨廣繁：抗 MRSA 薬 リネゾリド．感染対策 ICT ジャーナル，**8**：138-146，2013.
13) Mikamo H, Takesue Y, Iwamoto Y, et al：Efficacy, safety and pharmacokinetics of tedizolid ver-

sus linezolid in patients with skin and soft tissue infections in Japan—Results of a randomised, multicentre phase 3 study. *Infect Chemother*, **24**：434-442, 2018.

14) Shorr AF, Lodise TP, Corey GR, et al：Analysis of the phase 3 ESTABLISH trials of tedizolid versus linezolid in acute bacterial skin and skin structure infections. *Antimicrob Agents Chemother*, **59**：864-871, 2015.

15) 山﨑　修：外用抗菌薬. みんなの皮膚外用薬（常深祐一郎編）, 南江堂, pp. 41-43, 2019.

16) Nakajima A, Ikeda F, Kanayama S, et al：Antimicrobial activities of ozenoxacin against isolates of propionibacteria and staphylococci from Japanese patients with acne vulgaris. *J Med Microbiol*, **65**：745-750, 2016.

17) 川島　眞, 五十嵐敦之, 林　伸和ほか：オゼノキサシンローションの尋常性痤瘡を対象とした第Ⅲ相比較臨床試験. 臨床医薬, **31**：155-171, 2015.

18) 川島　眞, 本城武子, 加藤るみこ：オゼノキサシンローションの表在性皮膚感染症を対象とした第Ⅲ相臨床試験. 臨床医薬, **31**：279-287, 2015.

19) 薬剤耐性（AMR）アクションプラン（http://www.mhlw.go.jp/stf/seisakunitsuite/bunya/0000120172.html）.

第 1 回日本フットケア・足病医学会年次学術集会

会　　期：2020 年 12 月 4 日（金）・5 日（土）

会　　長：日髙寿美（湘南鎌倉総合病院腎臓病総合医療センター）

会　　場：パシフィコ横浜ノース　〒 220-0012 神奈川県横浜市西区みなとみらい 1-1-2

テ ー マ：Reunion!　〜フットケアと足病医学〜

問い合わせ：第 1 回日本フットケア・足病医学会年次学術集会　運営事務局
株式会社春恒社　コンベンション事業部
E-mail：jsfp2020@c.shunkosha.com

with コロナの時代のニューノーマルなスタイルとして現地参加と WEB 配信を併用したハイブリッド形式で開催いたします．詳細はホームページ（http://www.jsfp2020.jp）をご覧ください．

FAXによる注文・住所変更届け

改定：2015年1月

毎度ご購読いただきましてありがとうございます．

読者の皆様方に小社の本をより確実にお届けさせていただくために，FAXでのご注文・住所変更届けを受けつけております．この機会に是非ご利用ください．

◇ご利用方法

FAX専用注文書・住所変更届けは，そのまま切り離してFAX用紙としてご利用ください．また，注文の場合手続き終了後，ご購入商品と郵便振替用紙を同封してお送りいたします．**代金が5,000円をこえる場合，代金引換便とさせて頂きます．** その他，申し込み・変更届けの方法は電話，郵便はがきも同様です．

◇代金引換について

本の代金が5,000円をこえる場合，代金引換とさせて頂きます．配達員が商品をお届けした際に，現金またはクレジットカード・デビットカードにて代金を配達員にお支払い下さい(本の代金＋消費税＋送料)．(※年間定期購読と同時に5,000円をこえるご注文を頂いた場合は代金引換とはなりません．郵便振替用紙を同封して発送いたします．代金後払いという形になります．送料は定期購読を含むご注文の場合は頂きません)

◇年間定期購読のお申し込みについて

年間定期購読は，1年分を前金で頂いておりますため，代金引換とはなりません．郵便振替用紙を本と同封または別送いたします．送料無料，また何月号からでもお申込み頂けます．

毎年末，次年度定期購読のご案内をお送りいたしますので，定期購読更新のお手間が非常に少なく済みます．

◇住所変更届けについて

年間購読をお申し込みされております方は，その期間中お届け先が変更します際，必ずご連絡下さいますようよろしくお願い致します．

◇取消，変更について

取消，変更につきましては，お早めにFAX，お電話でお知らせ下さい．

返品は，原則として受けつけておりませんが，返品の場合の郵送料はお客様負担とさせていただきます．その際は必ず小社へご連絡ください．

◇ご送本について

ご送本につきましては，ご注文がありましてから約1週間前後とみていただきたいと思います．お急ぎの方は，ご注文の際にその旨をご記入ください．至急送らせていただきます．2～3日でお手元に届くように手配いたします．

◇個人情報の利用目的

お客様から収集させていただいた個人情報，ご注文情報は本サービスを提供する目的(本の発送，ご注文内容の確認，問い合わせに対しての回答等)以外には利用することはございません．

その他，ご不明な点は小社までご連絡ください．

株式会社 全日本病院出版会　〒113-0033 東京都文京区本郷 3-16-4-7F
電話 03(5689)5989　FAX03(5689)8030　郵便振替口座 00160-9-58753

FAX 専用注文用紙 | 5,000円以上代金引換 | (皮 '20.10)

年　　月　　日

住 所 変 更 届 け

お 名 前	フリガナ	
お客様番号		毎回お送りしています封筒のお名前の右上に印字されております8ケタの番号をご記入下さい。
新お届け先	〒　　　　　都 道 　　　　　　府 県	
新電話番号	（　　　　　）	
変更日付	年　　月　　日より	月号より
旧お届け先	〒	

※ 年間購読を注文されております雑誌・書籍名に✓を付けて下さい。
- ☐ Monthly Book Orthopaedics （月刊誌）
- ☐ Monthly Book Derma. （月刊誌）
- ☐ 整形外科最小侵襲手術ジャーナル （季刊誌）
- ☐ Monthly Book Medical Rehabilitation （月刊誌）
- ☐ Monthly Book ENTONI （月刊誌）
- ☐ PEPARS （月刊誌）
- ☐ Monthly Book OCULISTA （月刊誌）

FAX 03-5689-8030

全日本病院出版会行

バックナンバー 一覧

2020 年10月現在

Monthly Book
Derma.
デルマ

―2021 年度　年間購読料　42,130 円―
通常号 2,750 円（本体価格 2,500 円＋税）×11 冊
増大号 5,500 円（本体価格 5,000 円＋税）×1 冊
増刊号 6,380 円（本体価格 5,800 円＋税）×1 冊

※各号定価：本体 2,500 円＋税（増刊・増大号は除く）
※ 2015 年以前のバックナンバーにつきましては，弊社ホーム
　ページ（https://www.zenniti.com）をご覧ください．

編集主幹：照井　正　日本大学教授	No. 302　編集企画：
大山　学　杏林大学教授	神戸直智　京都大学特定准教授

Monthly Book Derma.　No. 302

2020 年 11 月 15 日発行(毎月 15 日発行)
定価は表紙に表示してあります.
Printed in Japan

発行者　末　定　広　光
発行所　株式会社　全日本病院出版会
〒 113-0033　東京都文京区本郷 3 丁目 16 番 4 号 7 階
電話 (03)5689-5989　Fax (03)5689-8030
郵便振替口座 00160-9-58753
印刷・製本　三報社印刷株式会社　　電話 (03)3637-0005
広告取扱店　㈱メディカルブレーン　電話 (03)3814-5980

© ZEN・NIHONBYOIN・SHUPPANKAI, 2020